# 现代常见疾病护理思维

陈　晨　等主编

上海科学普及出版社

**图书在版编目（CIP）数据**

现代常见疾病护理思维 / 陈晨等主编. -- 上海 : 上海科学普及出版社, 2024. 7. -- ISBN 978-7-5427-8839-9

Ⅰ. R47

中国国家版本馆 CIP 数据核字第 2024QG6623 号

**责任编辑** 李 蕾

**现代常见疾病护理思维**

陈 晨 等主编

上海科学普及出版社出版发行

（上海中山北路 832 号 邮政编码 200070）

http://www.pspsh.com

| | |
|---|---|
| 各地新华书店经销 | 三河市铭诚印务有限公司印刷 |
| 开本 787×1092 1/16 | 印张 13.5 字数 240 000 |
| 2024 年 7 月第 1 版 | 2024 年 7 月第 1 次印刷 |

ISBN 978-7-5427-8839-9 定价：128.00 元

# 《现代常见疾病护理思维》

## 编委会


主　编：陈　晨　枣庄市立医院

赵　洁　枣庄市立医院

赵　梅　枣庄市山亭区人民医院

王灿灿　枣庄市立医院

朱士苓　枣庄市立医院

李甜甜　枣庄市立医院

副主编：马　婧　枣庄市中医医院

宋晓晨　枣庄市立医院

何宜臻　枣庄市妇幼保健院

王　艳　枣庄市妇幼保健院

张雪雪　枣庄市妇幼保健院

# 前　言

在医疗科技飞速发展的今天，护理作为一门集科学性、人文性于一体的专业，其重要性日益凸显。面对现代医疗体系中纷繁复杂的疾病，如何运用科学的护理思维，为患者提供精准、高效、人性化的护理服务，成为了每一位护理工作者必须面对的挑战。《现代常见疾病护理思维》一书的诞生，正是为了回应这一时代需求，旨在为临床护理人员、护理教育工作者、科研人员及管理人员提供一本集理论性、实践性与指导性于一体的权威参考书。

本书的核心在于“护理思维”的塑造与运用。我们深知，在护理工作中，仅凭经验和技能已难以满足现代医疗的需求，而科学的护理思维则是连接理论与实践的桥梁，是提升护理质量的关键。因此，《现代常见疾病护理思维》详细阐述了重症医学科、外科、妇产科、儿科等专科疾病的护理内容。通过系统化的知识架构和深入浅出的讲解方式，本书旨在帮助读者建立起一套完整的护理思维体系，使其在面对不同疾病时能够迅速做出准确判断，并制定出科学合理的护理方案。

此外，本书还特别强调了护理工作的规范性与可操作性。我们深知，护理工作的每一个细节都关乎患者的安危与康复。因此，在编写过程中，我们严格遵循国家及国际护理标准，力求使每一项护理措施都具有高度的可操作性和可复制性。同时，我们也注重结合临床实践中的常见问题与难点，提供了丰富的案例分析与解决方案，以帮助读者更好地将理论知识应用于实际工作中。

# 目　录

第一章　急危重症护理思维…………………………………… 1

第一节　急诊抢救护理 ……………………………………………1
第二节　重症护理 …………………………………………………8

第二章　泌尿外科常见疾病护理……………………………… 21

第一节　良性前列腺增生症的护理 ………………………… 21
第二节　肾上腺皮质增生症的护理 ………………………… 22
第三节　尿道下裂的护理 …………………………………… 22
第四节　女性压力性尿失禁的护理 ………………………… 23
第五节　男性生殖器手术（睾丸扭转、鞘膜积液、精索静脉曲张、包皮过长）的护理 ………………………………………… 24
第六节　肾移植手术护理 …………………………………… 25
第七节　前列腺增生手术护理（经尿道电切）……………… 26
第八节　原发性醛固酮增多症手术护理 …………………… 28
第九节　肾脏挫裂伤的护理 ………………………………… 29
第十节　精索静脉曲张手术护理 …………………………… 30

第三章　心胸外科常见疾病护理……………………………… 32

第一节　肺挫伤护理 ………………………………………… 32
第二节　气胸护理 …………………………………………… 33
第三节　血胸护理 …………………………………………… 35
第四节　脓胸护理 …………………………………………… 36

第五节 肺大疱的护理 …………………………………… 37
第六节 食管癌护理 ……………………………………… 39

**第四章 普外科常见疾病护理…………………………… 42**

第一节 甲状腺外科术前、术后护理 …………………… 42
第二节 单纯性甲状腺肿瘤护理 ………………………… 44
第三节 甲状腺癌护理 …………………………………… 46
第四节 甲状腺功能亢进 ………………………………… 48
第五节 急性乳腺炎 ……………………………………… 51
第六节 腹外疝 …………………………………………… 52
第七节 胃十二指肠溃疡 ………………………………… 56

**第五章 循环系统疾病患者的护理 ……………………… 59**

第一节 概述 ……………………………………………… 59
第二节 循环系统疾病患者常见症状体征的护理 ……… 65
第三节 心力衰竭 ………………………………………… 69
第四节 心搏骤停与心源性猝死 ………………………… 80
第五节 心脏瓣膜病 ……………………………………… 85
第六节 心律失常护理常规 ……………………………… 94

**第六章 内分泌与代谢性疾病患者的护理…………… 96**

第一节 概述 ……………………………………………… 96
第二节 内分泌与代谢性疾病患者常见症状体征的护理 ………103
第三节 腺垂体功能减退症 ………………………………107
第四节 甲状腺疾病 ………………………………………111
第五节 嗜铬细胞瘤 ………………………………………129
第六节 糖尿病 ……………………………………………134
第七节 血脂异常和脂蛋白异常血症 ……………………153

第七章 呼吸系统疾病护理…………………………………… 158

第一节 呼吸系统护理常规 ……………………………………158
第二节 支气管哮喘护理 ………………………………………161
第三节 支气管扩张护理 ………………………………………163
第四节 肺脓肿护理 ……………………………………………165
第五节 胸腔积液护理 …………………………………………167
第六节 脓胸护理 ………………………………………………168
第七节 原发性支气管肺癌的护理 ……………………………170
第八节 急性呼吸窘迫综合征的护理常规 ……………………172

第八章 儿科常见疾病护理…………………………………… 174

第一节 营养性缺铁性贫血 ……………………………………174
第二节 特发性血小板减少性紫癜 ……………………………177
第三节 常见先天性心脏病 ……………………………………179
第四节 急性肾小球肾炎 ………………………………………186
第五节 泌尿道感染 ……………………………………………188
第六节 小儿腹泻 ………………………………………………191
第七节 化脓性脑膜炎 …………………………………………198
第八节 急性感染性多发性神经根神经炎 ……………………200

参考文献………………………………………………………… 204

# 第一章　急危重症护理思维

## 第一节　急诊抢救护理

一、心跳呼吸骤停抢救护理

1.确认心跳呼吸停止立即快速大声呼救。

2.立即抢救。

3.立即予以胸外心脏按压或用萨勃机复苏。

4.开放气道，清除口鼻分泌物，简易呼吸气囊辅助呼吸，尽早气管插管机械通气。

5.迅速建立静脉通道，按医嘱给予各种抢救药，密切观察用药效果。

6.心电监护，如出现室颤，立即除颤，除颤后行5个循环CPR再查看心电示波。

7.及早使用冰帽护脑。

8.严密观察病情：生命体征、意识瞳孔、血气分析、尿量等，做好抢救记录。

9.做好基础护理，防止继发感染。

10.积极治疗原发病，防止并发症的发生。

11.向患者及家属及时讲解病情，提供心理支持，取得配合。

二、急性左心衰抢救护理

1.绝对卧床休息，半坐卧位或端坐卧位，两腿下垂，上护栏，陪护，防止坠床。

2.高流量给氧4～6升/分，或面罩给氧。必要时气管插管机械通气。

3.尽早开放静脉通道，遵医嘱使用利尿、强心、镇静、血管活性药物，并密切观察药物反应，血管活性药物用输液泵输注。

4.心电监护，严密观察神志、生命体征等病情变化，监测血气分析及脑钠肽，记录24小时出入液量。

5.积极治疗控制原发病。

6.做好健康教育，保持病室安静舒适，保持大便通畅。避免出现诱发心力衰竭因素，如过度劳累、激动，上感、钠盐摄入过多等。

7.按循环系统一般护理常规。

三、休克抢救

1.平卧位或休克卧位，保暖。

2.保持呼吸道通畅，吸氧。呼吸困难时，配合医生气管插管机械通气。

3.建立多条静脉通道，遵医嘱留取化验标本，监测CVP。

4.严密观察生命体征、神志、瞳孔、尿量、皮肤色泽、肢体温度等并详细记录。记录出入液量。

5.感染性休克者按医嘱抗感染治疗，过敏性休克者按医嘱给予抗过敏治疗。

6.按医嘱给予血管活性药物，稳定血压。

7.落实各项基础护理，如口腔护理、管道护理、皮肤护理等，预防并发症发生。

8.遵医嘱给予饮食指导，选择高热量、高维生素饮食，必要时予静脉营养支持。

9.积极治疗原发病。

四、急性中毒急救护理

1.吸氧，保持气道通畅，呼吸抑制者立即予气管插管机械通气，心跳呼吸停止者立即心肺复苏。

2.根据毒物进入人体途径，采取相应措施，迅速清除尚未被吸收的毒物：经呼吸道吸入中毒者，立即脱离中毒环境，吸氧。经皮肤粘膜吸收中毒者，立即脱去污染衣物，用清水彻底冲洗接触毒物的皮肤粘膜、体表、毛发及指缝15～30分钟。由伤口进入中毒者，在伤口近心端5～10cm处扎止血带，每隔30～60 分钟放松5分钟，清洗伤口15～30分钟，包扎。由消化道吸收中毒者，立即进行催吐、洗胃、导泻、灌肠，腐蚀性毒物中毒者禁忌洗胃，给予蛋清、牛奶口服保护胃黏膜。

3.及时遵医嘱留取标本送检。

4.按医嘱使用特效解毒剂，观察药物疗效及副作用。

5.促排：静脉补液，利尿，血液净化。

6.严密观察生命体征、神志、瞳孔、尿量的变化，做好各项监护及记录。

7.加强基础护理，预防并发症。

8.心理指导，尤其是对自杀患者，要针对原因耐心做好开导工作和三级预防。

9.昏迷患者按昏迷护理常规。

10.按内科一般护理常规。

五、急性有机磷中毒抢救护理

1.立即脱离中毒现场，脱去污染衣物，用清水或肥皂水反复清洗皮肤、毛发、指甲、眼部污染物，持续进行，减少再吸收。

2.平卧，头偏向一侧，保持呼吸道通畅，吸氧，呼吸抑制者立即气管插管，呼吸机辅助呼吸。

3.口服中毒者遵医嘱给予催吐、洗胃。

4.洗胃出现下列情况及时处理：休克时抗休克处理；心跳呼吸停止者行心肺复苏术。洗胃过程中严密观察患者腹部体征及洗出液性状，若出现胃出血现象应立即报告医生，暂停洗胃予以护胃处理。

5.迅速开放静脉通道，遵医嘱给予拮抗解毒剂，药物治疗与洗胃同时进行。

6.严密观察病情变化，维持“阿托品化”，防止阿托品中毒，记录生命体征、神志、瞳孔、尿量、皮肤情况，动态监测血胆碱酯酶活性等。

7.洗胃或催吐后，禁食1天，然后给予高糖类、低脂饮食，乐果中毒者不宜过早进食。

8.做好心理护理，有自杀企图者，专人陪护，加强三级预防，针对性做好预防有机磷中毒及急救知识的宣教。

9.昏迷患者按昏迷护理常规。

10.按内科一般护理常规。

六、急性一氧化碳中毒抢救护理

1.立即将中毒者移离现场，开窗通风，解开衣领，保暖。

2.保持呼吸道通畅，吸氧4～6升/分，重者用面罩吸氧，流量8～10升/分。有条件者可行高压氧治疗，必要时行气管插管呼吸辅助呼吸。

3.开放静脉通路，按医嘱给予各种药物治疗。

4.观察生命体征、缺氧改善情况，遵医嘱抽血查碳氧血红蛋白，有高热和频繁抽搐者，遵医嘱积极采取对症治疗。

5.给予高热量、高维生素饮食，加强营养，保持水电解质酸碱平衡。

6.做好心理护理，有自杀企图者，采取安全防范措施。

7.给予预防一氧化碳中毒的宣教。

8.昏迷者按昏迷护理常规护理。

七、中暑抢救护理

1.将患者移至阴凉通风的环境，室温控制在22~25℃，卧床休息。

2.按医嘱给予物理降温，用温水或酒精擦浴，口服含盐冷饮料，有条件者可置于降温毯上。可结合药物降温，体温降至38~38.5℃时终止降温，体温回升可重复以上降温措施。

3.保持呼吸道通畅，吸氧。

4.开通静脉通道，遵医嘱补充液体，注意补充营养和水分。

5.观察患者生命体征，进行降温治疗时每4小时测量体温1次，物理降温后半小时复测体温1次，预防体温骤降造成虚脱或休克。

6.加强基础护理，保持皮肤清洁干燥。

7.饮食清淡易消化，含丰富维生素，多饮水，多吃新鲜水果和蔬菜。

8.高热惊厥、抽搐的患者及时予以镇静和约束，防坠床，床边备压舌板或开口器。

9.加强防暑的卫生宣教，一旦出现中暑症状应及时治疗。

10.昏迷按昏迷护理一般常规。

八、溺水抢救护理

1.从水中救出后立即清除口鼻内污物，保持呼吸道通畅。有心跳者迅速控水，动作敏捷，保暖。

2.如呼吸心跳停止，立即心肺复苏，就近转院，必要时配合医生行气管插管呼吸机辅助呼吸。

3.建立静脉通道，按医嘱静脉药物治疗。

4.严密观察病情：监测神志、呼吸、心率、血压以及皮肤发绀的变化，持续心电监护。遵医嘱抽血检测，并做生化等各项血液检查，记录出入量。防治脑水肿、ARDS、DIC、急性肾衰等并发症。

5.保持皮肤清洁干燥，加强营养支持。

6.做好溺水现场急救知识的宣教，自杀患者做好心理护理，防止再次自杀。

注：迅速倒水方法：让溺水者俯卧，腹部垫高，头下垂，术者以手拍背。抱住溺

水者双腿，让其腹部趴在救护者肩背部，溺水者头下垂，促水排出。

九、电击伤抢救护理

1.立即脱离电源，不用手直接接触患者，以免相继触电。心搏骤停者就地抢救复苏。

2.密切观察病情：遵医嘱持续心电监护，观察受伤部位皮肤血运，记录尿量。

3.保持呼吸道通畅，吸氧。

4.建立静脉通道，防治休克、脑水肿、肾衰、水电解质酸碱平衡紊乱。

5.予以检查心电图，了解心肌缺血情况。

6.处理电灼伤，清创包扎，观察伤口渗血情况。

7.预防感染及其他并发症。

8.给予心理护理，做好安全用电及电击伤现场急救知识的健康宣教。

十、大咯血抢救护理

1.大咯血者立即置抢救室，头偏一侧，协助患者取患侧卧，迅速吸出口鼻血液。

2.鼓励患者将血块轻轻咳出，保持呼吸道通畅，吸氧。

3.建立静脉通路，按医嘱使用止血药物，如垂体后叶素等。

4.严密观察患者的生命体征、神志、面色、尿量，躁动不安者加床栏，专人守护，保暖，记录咯血颜色和量。

5.观察有无再咯血征象以及窒息的先兆：如出现胸闷气促、咯血不畅、精神紧张、面色灰暗、喉部有痰鸣音、喷射性大咯血突然中止等窒息先兆时，应立即让患者侧卧取头低脚高位，用吸引器吸出血块并报告医生，必要时立即行气管插管保持呼吸道通畅。

6.大咯血者需禁食。咯血停止后，按医嘱给予流质或半流质，避免进食刺激性和粗糙食物。

7.向患者及家属做相关知识的健康宣教。

十一、急性心肌梗死抢救护理

1.置抢救室，绝对卧床休息，立即心电图检查。

2.保持环境安静，避免不良刺激。

3.吸氧4～6L/min或面罩给氧。

4.心电监护，密切观察。

5.迅速建立静脉通道，化验血标本，快速检测心肌酶，包括CK、CK-MB和肌钙蛋白等。

6.严密观察病情，遵医嘱进行常规救治：溶栓者：嚼服阿司匹林300mg，口服氯比格雷300mg，静脉给予溶栓药物，溶栓过程中需有医生在旁，做好突发心律失常的应急准备。行急诊PCI，经皮冠脉内成形术者，督促家属尽快办好住院手续，安全护送入介入室。不能住院者继续按医嘱药物保守治疗。

7.饮食宜清淡易消化，忌烟酒，保持大便通畅。

8.给予患者及家属心理护理，适时给予针对性的健康教育。

十二、颅脑损伤抢救护理

1.卧床休息，头部抬高15~30°，躁动者加床栏和约束带。

2.保持呼吸道通畅，吸氧，呼吸抑制者行气管插管机械通气。

3.开放静脉通道，及早完善CT检查，送检过程中严密观察病情变化。

4.遵医嘱给予降颅压，止血、镇静、预防感染等药物治疗。

5.监测生命体征、神志、瞳孔、尿量，急性期禁食。

6.配合医生清创缝合，需急诊手术者，完善术前准备工作。

7.对耳鼻漏者，头下垫无菌巾，头部抬高，保持局部清洁，切忌堵塞或冲洗。

8.积极处理高热，头部冰帽护脑。

9.落实基础护理，预防并发症。

10.神志清醒的患者给予其心理支持。

十三、上消化道出血抢救护理

1.卧床休息，吸氧，保暖。呕血时侧卧位，拍背嘱其咳出血块防止误吸。

2.记录出入液量，迅速建立静脉通道，遵医嘱留取血标本、备血，快速补液，监测CVP，观察尿量。

3.持续心电监测，观察生命体征，并记录呕血和黑便的次数、性状、量。

4.门静脉高压症引起的消化道出血，备三腔二囊管，留置三腔二囊管的患者每隔12小时将食管囊气囊放气1次，压迫时间不超过48小时。

5.出血期禁食，出血停止后24小时可进低温流质，72小时后可进无渣半流，恢复期宜进软食，少食多餐，忌辛辣刺激性食物。

6.做好基础护理和心理支持。

十四、多发伤的抢救护理

1.置抢救室，监护，根据伤情选择适当体位。

2.给氧，保持气道通畅，必要时气管插管机械通气。

3.迅速建立静脉通路，采血送检。

4.根据病情快速补液，必要时深静脉置管，监测CVP。

5.协助医生进行伤口、创面处理。

6.根据医嘱给予升压、止血、抗炎、止痛镇静等对症处理，及时完善各项检查，督促检验结果回报。

7.病情观察：生命体征、神志、瞳孔、出入液量、尿量等，观察有无致命伤情，如：连枷胸、张力性气胸、颅内出血、腹部膨隆内出血，外伤活动性出血等，随时关注病情变化，及时通知医生并记录。

8.休克者抗休克处理，心搏骤停者立即心肺复苏。

9.维护各种管道，保持畅通。

10.需手术者，尽快完善术前准备，督促办理住院手续，与手术医生一起护送至手术室。

十五、急性呼吸衰竭抢救护理

1.置抢救室，半坐卧位，安静休息。

2.吸氧，心电监护。

3.测血气分析，根据血气结果判断呼衰类型进行氧疗：使用有创或无创呼吸机辅助呼吸，需插管者配合医生气管插管。

4.迅速建立静脉通路，采血送检。

5.根据医嘱及时给予药物治疗。

6.病情观察：生命体征、神志、$SpO_2$、发绀，监测血气观察氧疗效果。

7.急性期禁食。维护各种管道，保持气道通畅，定时排痰、翻身，预防并发症。

8.对患者和家属针对性健康教育。

十六、急性脑出血急救护理

1.置抢救室，平卧，头偏一侧，保持气道通畅，吸氧。

2.心电监护。

3.建立静脉通路，采血送检。

4.尽早完善CT检查。

5.根据医嘱给予脱水、止血、改善脑循环等药物治疗，注意收缩压维持在140mmHg以上。

6.留置导尿。

7.病情观察：记录生命体征，神志、瞳孔、尿量，随时观察病情变化，出现呼吸抑制，立即通知医生气管插管，准备呼吸机辅助呼吸。

8.根据CT检查结果和家属意愿，完善相关术前准备。

9.与家属做好沟通解释，提高患者治疗依从性。

10.基础护理：急性期禁食，加强气道管理，皮肤护理，预防并发症。按神经内科一般护理常规。

## 第二节　重症护理

一、重症监护室一般护理

【观察要点】

1.生命体征、$SpO_2$、神志、瞳孔。

2.24小时出入液量，液体管理。

3.皮肤色泽、温度，有无压疮。

4.呼吸功能，有无咳嗽、咳痰，有无舌后坠，呼吸道是否通畅。

5.伤口及引流管的观察。

6.有无并发症的发生。

【护理措施】

1.一般护理：按专科疾病护理常规。视病情需要采取相应体位，床边加放护栏，躁动不安的患者，适当约束四肢。不能经口进食者，给予鼻饲管注入或静脉输入营养物质。按照重症监护特级护理服务项目要求实施基础护理和专科护理，全麻手术后、低温体外循环心内直视手术后、休克、昏迷、气管切开、使用呼吸机患者分别按相应护理常规完成护理工作。

2.病情观察：监测患者生命体征、神志、瞳孔、$SpO_2$等变化并处理。保持患者呼吸道通畅，给予鼻导管吸氧，必要时气管插管或气管切开行呼吸机辅助呼吸。准确记录24小时出入液量，注意观察每小时尿量、尿颜色、尿比重、皮肤色泽、弹性、有无水肿等。观察伤口情况，保持敷料干燥固定。有引流管者，保持引流通畅，观察引流物量、颜色及性状并做好记录，及时更换引流袋。按医嘱正确留取各种标本并及时送检。

3.用药护理：正确使用血管活性药物及特殊治疗药物：遵医嘱控制输液量和速度，必要时使用微量泵控制。仔细观察药物疗效并做好药物知识宣教。

4.心理护理：向患者及家属介绍疾病相关知识、治疗方案，护理措施，消除患者的思想顾虑及恐惧心理。

5.预防并发症。

二、昏迷护理

【观察要点】

1.生命体征、$SpO_2$。

2.神志、瞳孔：瞳孔大小、对光反应。

3.皮肤色泽、温度，有无压疮。

4.有无咳嗽、咳痰，有无舌后坠，呼吸道是否通畅。

5.有无并发症的发生：肺炎、出血等。

【护理措施】

1.一般护理：按专科疾病一般护理常规。平卧，头偏向一侧，保持呼吸道通畅；翻身时注意各管道的固定防脱出；上床栏，必要时使用约束带，防止患者坠床、摔伤。给予鼻饲流质。不能经胃肠营养者，经静脉输入营养液。

2.病情观察：观察生命体征及神志、瞳孔变化。记录24小时出入液量。保持引流管通畅，观察引流液颜色、性状及量。

3.用药护理：遵医嘱使用各种药物，观察药物疗效及副作用。

4.预防并发症：预防压疮及坠积性肺炎，给予气垫床，保持床单清洁干燥，定时翻身拍背，注意保暖，防止烫伤。昏迷、禁食、鼻饲患者每日行口腔护理2次以上，预防口腔感染。眼睑闭合不全者，注意保护角膜，给予四环素眼膏及无菌湿纱布覆盖。留置导尿管者，保持引流通畅，每日会阴护理2次，及时更换引流袋，注意无菌操作，预防泌尿系感染。预防便秘，3天未解大便者及时处理。进行肢体功能锻炼，预防失用性萎缩、足下垂、深静脉血栓的发生。

【健康教育】

1.做好家属的思想工作，帮助树立战胜疾病的信心，配合医疗工作。

2.昏迷患者机体抵抗力差，告知家属探视前洗手，防止交叉感染。

三、休克护理

【观察要点】

1.生命体征、神志、瞳孔、$SpO_2$。

2.出入液量。

3.皮肤，面色情况，呼吸道是否通畅。

4.有无并发症的发生。

【护理措施】

1.一般护理，按专科疾病一般护理常规。采取平卧位或休克卧位，注意保暖，防止烫伤，保持环境安静，空气新鲜，避免不必要的搬动，上护栏，防止患者坠床。禁食或鼻饲高热量，高维生素饮食，必要时予静脉营养支持。感染性休克患者有高热时应予降温措施，过敏性休克患者立即停用或消除引起过敏反应的物质。

2.病情观察：观察生命体征、神志、瞳孔、尿量、皮肤色泽、肢端温度、CVP的变化。留置导尿并准确记录24小时出入液量。观察血气分析、E4A的结果。保持呼吸道通畅，予氧气吸入。呼吸困难时，配合医生做好气管插管、气管切开及呼吸机辅助呼吸。重症患者注意有无柏油样大便、血液迅速凝固、皮下出血等DIC现象发生。

3.用药护理：建立两条以上静脉通道，遵医嘱抽血作血型鉴定和交叉配血，必要时颈深静脉置管，监测CVP及快速补液。匀速输入血管活性药物，维持血压稳定。

4.积极治疗原发病，预防并发症。

【健康教育】

1.告知家属病情的危险性和治疗、护理方案，使家属协助医务人员做好患者的心理支持。

2.增强机体抵抗力，积极预防治疗疾病。

3.养成良好的生活习惯，避免接触致敏原。

四、高热护理常规

【观察要点】

1.生命体征特别是热型。

2.检查有无寒战、抽搐、黄疸、皮肤黏膜出血、皮疹等体征。

3.采取降温措施后半小时观察疗效。

4.抽血查血常规、电解质等情况。

【护理措施】

1.一般护理：按专科疾病一般护理常规。绝对卧床休息，躁动、惊厥、抽搐者加床栏，必要时用约束带，以防坠床。给予高蛋白、高热量、高维生素、易消化食物，鼓励患者多饮水。

2.病情观察：监测生命体征及热型变化，观察有无寒战、黄疸、皮肤黏膜出血等体征出现。体温高于39℃，可遵医嘱采取头部置冰帽、全身大动脉处置冰袋或乙醇浴、温水浴、冰水灌肠、室内通风等物理降温法，有条件者可置于降温毯上，避免患者着凉和冻伤。采取降温措施后半小时复测肛温，观察降温疗效，肛温降至38～38.5℃时暂停降温，严密监测体温变化。高热时遵医嘱采血做血培养，采集时间最好在使用抗生素之前或抗生素停用5天后。疑为传染病患者应进行隔离处理。

3.用药护理：熟悉退热药的药理作用、毒副作用及用药剂量，以免发生不良反应及过敏反应。年老体弱者不宜连续使用退热药，以防出汗过多导致休克。诊断不明时不随意用退热药、糖皮质激素、抗生素，以免延误诊断。开放静脉通道，遵医嘱用药控制脑水肿、惊厥、抽搐，补充水分和营养，维持水电解质、酸碱平衡。

【健康教育】

1.鼓励患者多饮水。

2.衣物潮湿后应立即更换，出汗多者卧床休息，防虚脱。

3.加强口腔护理。

4.室内定时通风。

5.鼓励进食高维生素、高热量、易消化、清淡饮食。

五、压疮护理

【观察要点】

1.患者的全身营养状况。

2.压疮局部的转归情况。

3.有无发热等感染迹象。

【护理措施】

1.一般护理：使用按摩床垫局部减压，保持床单整洁、干燥、平整、无碎屑，并做到勤翻身、勤按摩，保持局部不再受压。翻身时避免拖、拉、拽等动作，以免形成摩擦力加重皮肤损伤。给予高蛋白、高热量、富含维生素的饮食，增加患者营养，促进组织修复。做好大小便失禁护理，保持局部干燥清洁，肛周可涂皮肤保护剂，必要时留置导尿。

2.病情观察：观察皮肤状况，压疮部位有水泡时，未破的小水泡要减少摩擦，使其自行吸收。大水泡可在无菌操作下抽出泡内液体，消毒后用无菌敷料包扎。如已形成溃疡者予以换药，必要时手术治疗。去除继续引起皮肤受损的因素。患处抬高或悬空，避免受压，使用新型压疮护理敷料，促进压疮愈合。按医嘱使用抗生素，预防、控制感染。

【健康教育】

1.饮食指导：加强营养，给予高蛋白、高热量、富含维生素的饮食，如蛋类、肉、鱼、蔬菜、水果等。

2.教会患者正确使用便盆。

3.向患者及家属介绍压疮有关知识，教会正确预防压疮的方法。

六、多器官功能衰竭护理

【观察要点】

1.生命体征、神志、瞳孔。

2.生化指标。

3.皮肤情况、有无其他并发症。

【护理措施】

1.一般护理：按重症监护室一般护理常规。绝对卧床休息，根据病情取相应卧位，躁动不安的患者上护栏，予约束带约束，防止坠床。加强营养支持，必要时鼻饲流质或静脉营养支持。

2.病情观察：观察患者的生命体征及神志、瞳孔的变化。呼吸衰竭严重者行气管插管或气管切开，呼吸机辅助呼吸时，注意肺部情况及血气分析结果，定时吸痰、气道灌洗，保持呼吸道通畅。保持各引流管通畅，注意引流液的性质、质量、颜色。准确记录24小时出入液量、尿比重。

3.用药护理：用药时注意观察疗效及毒性反应，使用血管活性药物时严格掌握输液速度，遵医嘱控制输液速度，必要时使用微量泵。

【健康教育】

1.患者病情重，易产生紧张、焦虑心理，甚至对治疗失去信心，加强心理护理，让家属探视时多安慰鼓励患者，使之树立战胜疾病的信心。

2.鼓励患者深呼吸、咳嗽、咳痰，预防呼吸道感染。

七、弥散性血管内凝血（DIC）护理

【观察要点】

1.生命体征、神志、瞳孔。

2.出、凝血情况。

3.末梢循环情况及尿量。

【护理措施】

1.一般护理：按重症监护室一般护理常规。绝对卧床休息，保持心情平静。意识障碍者予保护性措施，必要时予约束带约束，防受伤引起出血。予易消化的流质及半流质饮食，消化道出血者禁食，昏迷患者予鼻饲流质饮食。

2.病情观察：密切监测生命体征及神志、瞳孔的变化，遵医嘱记录24小时出入液量。有高热患者及时予以降温处理。观察有无出血现象。若已有呕血、便血、咯血时，记录出血量，警惕脑出血。已有休克的患者观察四肢末端循环情况，监测每小时尿量。遵医嘱定时送检血及大便标本，查血小板计数，出、凝血时间和大便潜血试验。

3.用药护理：高凝状态时，遵医嘱及时、准确给予肝素治疗，应用肝素后密切观察有无出血倾向，备好拮抗剂鱼精蛋白。

4.预防并发症：尽量减少穿刺机会，注射或穿刺后，在针眼处按压3~5分钟，以防出血不止。

【健康教育】

1.向患者说明积极配合治疗，病情会逐渐好转，以消除患者恐惧心理。

2.告知患者出血的危害，指导患者自我护理。

3.出现感染性疾病时积极配合治疗，预防DIC的发生。

八、呼吸衰竭、急性呼吸窘迫综合征（ARDS）护理

【观察要点】

1.呼吸状况、咳嗽、咳痰情况、皮肤及甲床色泽，有无窒息先兆。

2.动脉血气、心功能情况。

3.神志，有无肺性脑病先兆。

【护理措施】

1.一般护理：按呼吸系统疾病一般护理常规。嘱患者绝对卧床休息，减少氧的消耗，取半坐卧位或坐位以增加辅助呼吸肌的效能，促进肺膨胀。保持室内空气新鲜，定时通风，保持适宜的温度和湿度。宜早期开始胃肠营养，根据病情给予高蛋白、高热量、多维生素、易消化饮食，留置胃管患者按胃管护理要求，必要时静脉营养治疗。

2.病情观察：

呼吸状况：呼吸频率、节律和深度、使用辅助呼吸机呼吸及呼吸困难程度。缺氧及$CO_2$潴留情况：有无发绀、球结膜水肿、肺部有无异常呼吸音和啰音。循环状况：监测心率、心律及血压，必要时进行血流动力学监测。意识及神经精神症状：有无肺性脑病的表现。液体平衡状态：观察和记录每小时尿量和液体出入量，有肺水肿患者适当保持负平衡。实验检查结果：监测动脉血气和生化检查结果，了解电解质和酸碱平衡情况。

3.用药护理：按医嘱及时准确给药，正确使用抗生素，并观察疗效及不良反应。使用呼吸兴奋剂时静滴速度不宜过快，注意观察呼吸频率，节律，神志及动脉血气，以便调节剂量。如出现恶心、呕吐、烦躁、面色潮红、皮肤瘙痒，需减慢滴速。若经4～12小时未见效，或出现肌肉抽搐等严重不良反应时，应及时通知医生。

4.做好心理护理：指导患者应用放松、分散注意力和引导性想象技术，以缓解紧张和焦虑。对建立人工气道和使用机械通气的患者，应经常让患者说出或写出引起或加剧焦虑的因素。

5.预防并发症：保持呼吸道通畅，嘱患者多饮水，每1～2小时翻身拍背1次，鼓励患者咳嗽、咳痰，痰液不易咳出者按医嘱每日行超声雾化吸入，必要时予吸痰。建立人工气道患者，加强湿化吸痰。注意无菌操作，必要时用纤维支气管镜吸痰并冲洗。严重ARDS患者宜使用密闭系统进行吸痰和呼吸治疗，避免中断PEEP。注意观察

痰液色、质、量、味。促进有效通气：指导Ⅱ型呼吸衰竭患者进行缩唇呼吸。根据医嘱合理氧疗，ARDS一般需高浓度（50%）氧疗，Ⅱ型呼吸衰竭给予低浓度（35%）持续吸氧，需机械通气治疗的患者做好机械通气的护理。加强基础护理，预防压疮、泌尿系统感染、口腔感染等并发症。

【健康教育】

1.向患者及家属讲解疾病的发病机制、发展和转归，消除患者恐惧心理。

2.呼吸锻炼指导：教会患者有效咳嗽咳痰技术如缩唇呼吸、腹式呼吸、体位引流、拍背等方法。

3.用药指导：出院时将药物、剂量、用法和注意事项告诉患者并写在纸上。教会低氧血症患者及家属学会合理家庭氧疗及注意事项。

4.增强体质，避免诱因，预防上呼吸道感染：鼓励患者进行耐寒锻炼和呼吸功能锻炼，如用冷水洗脸。避免吸入刺激性气体，戒烟。少去人群拥挤的地方，避免与呼吸道感染患者接触。加强营养，避免情绪激动等不良刺激。

九、有创呼吸机使用护理

【观察要点】

1.生命体征，尤其是$SpO_2$、呼吸频率节律、双肺呼吸音情况。

2.血气分析结果。

3.呼吸机的参数及患者实时参数。

4.患者气道及呼吸机管道的通畅度。

【护理措施】

1.一般护理：按重症监护室一般护理常规。体位：无禁忌证者床头抬高30°~45°，必要时予约束带约束，防脱管。遵医嘱准确记录24小时出入液量。

2.病情观察：密切观察患者生命体征、神志、瞳孔、面色、周围循环、胸廓起伏大小是否对称，如患者出现发绀、躁动、出冷汗等变化时，注意呼吸道是否有痰阻塞或呼吸机发生故障，并及时做出处理。监测血气结果，掌握呼吸机治疗的效果，及时调整呼吸机参数。及时吸痰，保持气道通畅，加强气道湿化，注意观察痰量、颜色、黏稠度。观察呼吸机的参数及运转情况，如出现报警及时查找原因。

3.管道的护理：气管插管固定稳妥，气管插管刻度须班班交接，如有脱出，及时报告医生并协助处理。保持呼吸机管道通畅，防止扭曲打折。接水杯处于管道最低位，及时倾倒冷凝水。长期使用呼吸机者一般7日更换1次呼吸机管道。若有血液痰液污染随时更换。停机后，管道高水平消毒，呼吸机清洁备用。

4.做好心理护理：插管上机前向患者和家属说明使用呼吸机的必要性，针对患者的焦虑情绪予以心理安慰，取得合作。注意呼吸功能锻炼，鼓励患者深呼吸、咳嗽。气管插管术后，告知患者头部摆动不能太剧烈，防止管道脱出，鼓励患者使用写字板表达思想。

5.预防并发症：加强手卫生、口腔护理、抬高床头、防止胃反流等预防VAP的发生。严密监测气道压力变化及呼吸运动状态，防止气压伤的发生。

十、无创呼吸机使用护理

【观察要点】

1.生命体征，尤其是$SpO_2$、呼吸频率节律、双肺呼吸音情况。

2.血气结果。

3.呼吸机的参数及患者实时参数。

4.患者气道及呼吸机管道的通畅度。

【护理措施】

1.一般护理：按重症监护室一般护理常规。体位：无禁忌证者床头抬高30~45°，给予高蛋白、高热量、富含维生素、易消化饮食。

2.病情观察：密切观察生命体征、$SpO_2$、神志、缺氧症状是否改善。监测血气结果，掌握呼吸机治疗的效果，及时调整呼吸机参数。加强气道护理，保持呼吸道通畅，鼓励患者咳痰，注意观察痰量、颜色、黏稠度，进食饮水时小心呛咳，严防窒息。观察呼吸机的参数及运转情况，如出现报警及时查找原因。

3.管道的护理：气管插管固定稳妥，气管插管刻度须班班交接，如有脱出，及时报告医生并协助处理。保持呼吸机管道通畅，防止扭曲打折。接水杯处于管道最低位，及时倾倒冷凝水。长期使用呼吸机者一般7日更换1次呼吸机管道。若有血液痰液污染随时更换。停机后，管道高水平消毒，呼吸机清洁备用。

4.做好心理护理：向患者及家属介绍呼吸机的性能、使用方法，使患者了解其安全性、必要性，取得理解配合。注意呼吸功能锻炼，加强翻身拍背，鼓励患者多饮水，深呼吸、咳嗽排痰。指导患者与呼吸机同步，嘱患者闭嘴用鼻呼吸，防止漏气和腹胀。

5.预防并发症：根据脸型选择密闭性能好的面罩或鼻罩，固定松紧度适宜，防鼻面部压迫性损伤。严密监测气道压力变化及呼吸运动状态，防止气压伤的发生。

十一、连续性血液净化治疗护理

【观察要点】

1.生命体征，尤其是血压、$SpO_2$、出入液量情况。

2.血气结果、血糖及出凝血时间。

3.血滤机的参数。

4.血滤管道的通畅度。

【护理措施】

1.一般护理：按重症监护室一般护理常规。

2.病情观察：监测生命体征及神志、瞳孔及CVP，每4～6小时监测1次电解质、血糖，有异常及时报告医生。治疗中密切观察凝血情况，静脉压、跨膜压力增高、滤器颜色变暗均提示有凝血，应及时报告医生并调整抗凝剂用量，必要时更换滤器和管道。天凉时置换液加温，注意液体温度不可过高，以免烫伤。注意机器的工作状态，管道连接正确，监测动脉压、静脉压、跨膜压等，发现异常及时给予相应的处理。交接班时认真审查，详细了解患者目前置换液量、出超量，校对血液净化治疗记录单，每12小时总结1次防止脱水过多。

3.管道的护理：防止单针双腔管脱出或扭曲，翻身时注意管道的固定。管道连接处、取样处和管道外露部分均可成为细菌入侵的部位，操作者应高度谨慎、严格无菌，尽量避免不必要的开放导管。若为手工配制置换液，需严格无菌操作，随配随用。下机后用肝素盐水封单针双腔，置管处应每天常规换药（若发现局部受潮或污染，则应及时消毒换药），预防局部及血行感染。

4.预防并发症：注意观察患者有无空气栓塞、出血、血栓、低体温等并发症的发生。

十二、心电监护仪使用护理

【护理措施】

1.清醒患者，向其解释上监护仪的必要性，取得合作，交代患者翻身、活动时注意线路不能过度牵拉，以免损坏仪器，不在周围使用手机，排除干扰。

2.心电监测：严密观察心率次数及心电波形，如有异常，及时通知医生，做出处理。

3.无创血压监测：选择合适的尺寸袖带，注意袖带的位置、松紧，每班更换袖带的位置，根据病情严密观察血压变化。

4.$SpO_2$监测：对末梢循环不良者，可按摩、热敷，测耳垂$SpO_2$，低于90%者，应查明原因，通知医生并给予吸氧，必要时呼吸机辅助呼吸。

5.呼吸监测：观察呼吸节律、频率、深浅、有无发绀等，保持呼吸道通畅，及时改善呼吸功能。

6.有创血压及CVP监测：应特别注意置管的固定，防止脱出、打折，确保导管内无凝血、空气。严格遵守无菌操作，防止感染、出血和血肿等并发症。

十三、中心静脉及外周动、静脉置管护理

【观察要点】

1.有无置管的适应症和禁忌症。

2.患者对置管知识的了解程度。

3.穿刺点有无红肿、热、痛、液体渗出或硬结。

4.导管刻度和输液速度。

5.拔管后导管的长度和完整性。

【护理措施】

1一般护理：严格无菌操作规程。在置管侧的臂部，不可扎血压袖带或止血带，不要压迫穿刺血管。

2.病情观察：置管后保持局部皮肤干燥，出汗多、污染、潮湿、脱落时随时更换敷料。穿刺后观察末梢循环情况，肢体有无肿胀、麻木，有无皮肤温度改变。严密观察穿刺点有无红、肿、热、痛、液体渗出或硬结，防止发生静脉炎。每班检查导管的刻度及有无回血，有回血，证实导管在血管后，遵医嘱予以生理盐水20ml加入肝素0.025万单位静脉注射，每日1次，防止导管堵塞，如无回血疑为堵管时，应及时报告医生并拔除。周围静脉置管时间一般为72~96小时，中心静脉置管时间普通管一般为5~7天，抗感染管一般为15~30天，如局部出现红肿、渗液，应报告医生并酌情处理。换药时记录导管刻度，自下向上小心拆除原有贴膜，避免牵动导管，严禁将导管体外部分移入体内。注意管道的维护，导管的体外部分完全置于贴膜的无菌保护下，胶布固定要按交叉固定法，防止管道滑出。拔除导管时动作应轻柔，不可用暴力，导管拔出后检查长度和完整性。

3.心理护理：操作前向患者及家属介绍置管的相关知识，解除患者及家属的紧张情绪。在知情同意书上签字。

4.预防并发症：防止CRBSI、DVT、出血的发生。

【健康教育】

1.保持局部清洁干燥，不要擅自撕下贴膜。贴膜有卷曲、松动、汗液时，及时请护士更换。

2.家长应嘱咐儿童不要把玩导管体外部分，以免损坏及拔出导管。

十四、单针双腔置管护理

【观察要点】

1.生命体征，患者有无寒战、高热。

2.置管部位渗血情况，置管处有无感染，敷料是否干燥。

3.置管深度。

4.置管换药以及封管时间。

5.并发症的观察：注意观察患者有无空气栓塞、出血、血栓等并发症的发生。

【护理措施】

1.一般护理：提供舒适的环境，保持室内温暖，避免患者受凉。体位：保持管道通畅，防止翻身时牵拉，扭曲打折。

2.病情观察：注意观察管道的固定情况，防止单针双腔管脱出。注意观察置管口有无红、肿、热、痛现象的发生。注意观察患者有无空气栓塞、出血、血栓等症状。每天1次换药及封管，遇污染时随时换药，保持敷料清洁、干燥，减少感染机会。

3.注意事项：严禁在使用期间作为静脉输液通道。如发现管腔堵塞，应先用空针抽出管腔残留的肝素盐水后，再向管腔注入等量的尿激酶（5000 u/mL）。如不需使用，要尽早拔除，防止感染。拔除后要用力压迫止血，最少要压迫半小时，置管口要求消毒后无菌纱布覆盖。如患者需带置管转出本科室，需向转向科室护士及家属详细交代其注意事项，并在交接班和护理记录单上体现并签名。

4.心理护理：操作前进行针对性解释，向患者讲解治疗的有关知识，诚恳地关怀患者，消除患者紧张心理，取得配合。

5.预防并发症：防止CRBSI、DVT、出血的发生。

【健康教育】

指导患者翻身动作轻柔，注意保护管道，严防脱出。交代患者注意休息，防止受凉，指导长期卧床患者有效咳嗽，防止肺部感染。合理饮食。对患者进行心理支持，鼓励积极配合治疗和护理。

十五、镇痛镇静护理

【观察要点】

1.生命体征，$SpO_2$。

2.神志、瞳孔。

3.有无咳嗽咳痰及咳嗽反射强弱。

4.皮肤情况。

5.有无并发症发生：压疮，深静脉血栓的形成等。

【护理要点】

1.一般护理：按重症监护室一般护理常规。绝对卧床休息，根据病情取适当卧位，使肢体处于功能位。上护栏保护，予约束带适当约束，防止坠床。加强营养支持，注意胃肠蠕动情况，加强胃残余量监测。

2.病情观察：密切观察患者生命体征及神志瞳孔的变化。加强镇静镇痛深度的评估，根据病情及评估结果调节镇痛镇静药的剂量，以达到理想的镇静目标。注意皮肤受压情况，镇静后患者多处于睡眠状态，活动受限，注意受压处的皮肤护理，勤翻身，加强肢体的被动锻炼，防止压疮、深静脉血栓的形成。根据患者情况，及时逐渐减用或停止镇痛镇静药物，以防镇静过度，以便镇痛镇静的及时撤离。加强用药后的观察防止并发症及戒断症状的发生。加强每日唤醒期间的监护，防止意外事件的发生。

【健康教育】

1.向患者及家属讲解镇痛镇静的重要性，消除思想顾虑。

2.告知家属镇静后，患者所处的状态，请家属积极配合治疗。

# 第二章　泌尿外科常见疾病护理

## 第一节　良性前列腺增生症的护理

【观察要点】

1.肾功能指标及尿量。

2.排尿，排便情况。

3.三腔气囊导尿管压迫牵引止血是否有效。

4.引流管是否通畅及量、色、质变化。

【护理措施】

1.术前

（1）急性尿潴留或肾功能不良者给予留置导尿，以解除梗阻和改善肾功能。

（2）全面评估心、肺、肝、肾功能等情况，提高手术的耐受力。有尿路感染者给予抗感染治疗。

（3）术前调整饮食，防止大便干结。

2.术后

（1）卧位：术后根据麻醉方式摆放卧位，TVP术后气囊导尿管牵拉固定在患者一侧大腿内侧，肢体保持伸直外展15° 直至解除牵引为止（牵引18~20h）。

（2）定时挤压导尿管，确保通畅，必要时行膀胱持续冲洗，防止血块堵塞。

（3）出血：观察尿液的性质、色、量，做好记录，TVP早期观察有无电切综合征，定时监测血糖及电解质的变化。

【健康教育】

1.告知预防术后出血的配合知识，解释术后可能出现的不适及应对方法。

2.忌食辛辣刺激性食物，戒烟酒，多饮水。

3.预防继发性出血：多吃粗纤维素食物，保持大便通畅；3个月内避免腹压增加的因素，如咳嗽、便秘、久坐、骑自行车等。

4.尿线变细及时就诊。

## 第二节　肾上腺皮质增生症的护理

【观察要点】

1.血压，血糖。

2.观察精神症状防止发生意外伤害。

3.肾上腺危象：脱水、血压下降、直立性低血压、虚脱、厌食、呕吐、精神不振、嗜睡乃至昏迷。

【护理措施】

1.术前

（1）防止意外伤害。及时评估安全状况，采取保护措施。

（2）预防感染：做好基础护理，保持患者全身皮肤清洁卫生。

2.术后

（1）预防肾上腺危象：遵医嘱及时补充激素监测患者电解质、血糖等。若发现患者四肢无力、肌肉和关节酸痛、恶心、呕吐、血压骤降、脉快、神志模糊等肾上腺功能不足症状，立即通知医师处理，并积极配合抢救。

（2）预防感染：观察体温变化及伤口有无红、肿、热、痛。

【健康教育】

1.指导患者在日常生活中、要注意预防感染，皮肤保持清洁，防止外伤，骨折。

2.饮食：低钠、高钾、高蛋白质的食物。

3.药物知识宣教：遵医嘱服用药，不擅自减药或停药。

4.定期门诊随访。

## 第三节　尿道下裂的护理

【概述】

指前尿道发育不全而导致尿道开口达不到正常位置的泌尿系统常见畸形，即尿道口可能出现在正常尿道口近端至会阴部之间，如位于阴茎腹侧、阴囊或会阴部，多并发阴茎下弯。

【观察要点】

1.尿液引流管：是否在位、通畅与否。

2.伤口有无渗血。

3.术后排便情况。

【护理措施】

1.术前

（1）评估患者心理状况，做好相应的心理疏导。

（2）保持会阴部皮肤清洁，观察会阴部皮肤有无炎症、溃烂。

2.术后

（1）尿道瘘预防及护理：限制饮食，吃无渣高热量、高蛋白质、低纤维素流食，避免过早排便，防止排便用力或阴茎勃起的伤口出血致感染，鼓励患者多饮水。

（2）引流管护理：妥善固定、保持通畅。注意观察引流尿液的色泽、性质和量。

【健康教育】

1.讲解保持会阴部皮肤清洁的重要性。

2.讲明术后限制饮食的必要性，术后过早排便的危害。

3.手术2周后可恢复一般活动，3个月内避免进行可能使新成形的尿道裂开的活动。

4.饮食：高蛋白富含维生素食物。

5.穿宽松棉质内裤，保持会阴部及外生殖器的清洁。

6.随时注意尿线粗细的变化，如果尿线逐渐变细，或出现排尿困难，及时就诊行尿道扩张。

## 第四节 女性压力性尿失禁的护理

【观察要点】

1.会阴性侧皮肤。

2.术后排尿情况。

【护理措施】

1.术前

（1）做好心理护理：尊重患者，不泄露患者隐私，加强术后盆底肌肉训练的意义和方法的教育。

（2）观察会阴部皮肤，保持会阴部清洁，干燥。

（3）遵医嘱给予阴道冲洗。

（4）协助医师做好专科检查。

2.术后

（1）观察阴道有无流血。

（2）进行排尿功能训练：指导患者做尿道外括约肌收缩训练。

【健康教育】

1.巩固手术疗效：拔管后应加强盆底肌肉训练。

2.指导患者手术2周后可恢复一般活动，3个月内避免提重物、剧烈运动和性生活。

## 第五节　男性生殖器手术（睾丸扭转、鞘膜积液、精索静脉曲张、包皮过长）的护理

【观察要点】

1.导尿管：是否在位、通畅。

2.伤口有无渗血。

【护理措施】

1.术前

（1）准备皮肤：观察会阴部皮肤，检查术区的皮肤有无炎症、溃烂。

（2）评估患者心理状况，做好相应的心理疏导。

（3）阴囊手术者，患者送手术室后，准备0.5～1kg沙袋1个。

2.术后

（1）注意伤口渗血，切口处沙袋压迫6～12h，以防血肿形成。

（2）如阴囊内手术，将阴囊抬高至耻骨联合上固定。

（3）阴囊内置皮片引流者，应观察伤口渗血情况，保持局部清洁干燥。

（4）阴茎手术术后留置导尿管，应保持通畅，注意会阴部清洁，避免尿液污染切口。拔出导尿管后，注意局部清洁干燥。

（5）睾丸扭转患者应观察对侧睾丸情况。

【健康教育】

1.活动：手术2周后可恢复一般活动，3个月内避免提重物、剧烈运动和性生活。

2.穿宽松棉质内裤，每日温水坐浴，保持会阴及外生殖器的清洁。

## 第六节　肾移植手术护理

【观察要点】

1.心理状况。

2.每小时尿量。

3.水电解质酸碱平衡。

4.急性排斥反应；血压上升，尿量减少，体温上升，移植肾局部胀痛。

【护理措施】

1.术前

（1）受体准备

1）充分的血液透析，改善心功能，纠正贫血和控制血压。

2）给予低盐优质蛋白高维生素饮食。

3）术前或术日进行一次血液透析。

（2）供体准备

1）确定供体的血型和受体的血型符合输血原则。

2）进行器官配型检查：淋巴毒试验、人类白细胞抗原配型试验（HLA）、群体反应性抗体检查（PRA）。

3）亲体肾移植患者进行常规检查了解全身健康情况：肝肾功能、血常规、尿常规、肝炎全套。肝、胆、脾、胰、双肾、输尿管B超检查，胸片，心电图，进行肾图检查。

（3）心理护理。

（4）病室准备：按保护性隔离要求准备病室。

（5）物品和药品的准备：如监护仪、中心静脉监测装置、微泵、大输液等。

2.术后

（1）患者入消毒隔离室专人护理。

（2）体位：平卧位，移植肾侧下肢屈膝15°~25°避免移植受压。

（3）病情观察：遵医嘱密切观察生命体征，监测中心静脉压、血糖。

（4）维持水电解质酸碱平衡：准确记录24小时出入量。术后一周内每小时记录尿量，每八小时小结出入量一次，24小时总结一次。量出为入。遵医嘱及时送检电解质等检查。

（5）禁止在动静脉瘘管侧肢体测血压及动静脉处穿刺输液，禁止在放移植肾侧下肢静脉输液。

（6）并发症的预防和护理

1）感染：严格执行隔离制度及无菌操作技术规范。加强各项基础护理（口腔护理、会阴护理、皮肤护理）。按时翻身拍背预防肺局部感染。

2）排斥反应：正确及时执行抗排斥治疗。及时送检血、尿常规、血肌酐、尿素氮、24小时尿肌酐、尿素氮等，观察血压、体温变化，如血压升高、尿量减少、体温升高、血红蛋白减少、血小板减少、移植肾局部疼痛等提示有排斥反应发生及时汇报医生处理。

【健康教育】

1.自我监测：指导患者学会观察排斥反应的征兆，每日定时测体重、体温、血压、尿量。

2.服药指导：指导患者认识药名，掌握服药方法、剂量，强调不可擅自停药和减少药物剂量。

3.饮食：均衡饮食，避免体重增加过快，预防糖尿病的发生。不宜大补，避免食用腌、熏、酱制品。

## 第七节　前列腺增生手术护理（经尿道电切）

【概述】

前列腺腺体平滑肌或纤维组织的不同程度增生，致患者出现一系列临床症状者称前列腺增生症。临床特点：进行性排尿困难、膀胱刺激症状：尿频、尿急、尿痛、尿潴留。

【评估】

1.病情评估

(1)生命体征。

(2)排尿困难及尿频情况，评估前列腺增生程度。

(3)尿潴留发生的频率及肾脏功能受损害的程度。

(4)心、肺及肝功能状况。

(5)了解既往排尿困难及进行治疗的经过及效果。

(6)有无合并泌尿系感染或结石。

(7)2周内是否服用抗凝药物，如华法令、阿司匹林等。

2.对前列腺增生的认知程度及心理承受能力。

3.自理能力。

【术前护理】

1.避免便秘：忌饮酒，以免诱发急性尿潴留。急性尿潴留的患者，要插导尿管，改善前列腺充血，恢复膀胱张力。

2.保留尿管或膀胱造瘘的患者，要保持尿管通畅，防止打折、扭曲、脱落。

3.未置管的患者，安置在靠近洗手间的床位，或在床旁放置尿壶备用，保证患者夜间排尿安全。

【术后护理】

1.术后持续膀胱冲洗，按膀胱冲洗护理常规。膀胱持续冲洗保持引流通畅，防止导尿管扭曲、受压、受阻、脱落。观察引流量、颜色和性质。

2.肠蠕动恢复后，给予优质蛋白质、多维生素、粗纤维饮食。

3.拔尿管后有尿失禁者，指导其进行提肛肌训练，做憋尿动作，每次憋5秒钟后放松，连续做半小时，每日2次。并做好解释工作。

4.如有膀胱痉挛时，可适当调整体位，做深呼吸缓解疼痛，必要时使用解痉镇痛药物。

5.术后卧床时间较短，一般1~2天下床活动。

6.尿管一般术后7天拔除。

7.术后并发症及预防：

（1）出血：术后继发出血多发生在术后1周内，保持三腔气囊尿管有效压迫膀胱颈，持续膀胱冲洗，应用抗生素和止血药，出血严重应输血。

（2）尿瘘：少数患者因导尿管引流不畅，或全身营养条件差，拔除膀胱造瘘后漏尿，可再插一尿管保持引流通畅，或者在伤口处放一橡皮条引流，如一周后仍有尿流，可在尿瘘伤口内搔刮，促进肉芽生长，长期不愈合的瘘管可行二期扩创缝合。

（3）感染：进行各项操作时要严格无菌技术，按时应用抗生素。

（4）膀胱痉挛：给予解释，缓解紧张情绪必要时遵医嘱给药。

【健康教育】

1.指导患者每日摄取足够水分，多吃新鲜蔬菜、水果，忌辛辣刺激饮食，保持大便通畅，必要时可给患者使用通便剂。

2.术后1～3个月注意休息，避免过度劳累，保持良好的心理，勿做剧烈运动。

3.定期复查，如有出血、感染、排尿困难应及时就诊。

## 第八节　原发性醛固酮增多症手术护理

【概述】

是指由于肾上腺皮质分泌过多的醛固酮，而引起潴钠排钾，血容量增多而抑制了肾素活性的一种病症，临床表现为高血压和低血钾综合征群。

【术前护理】

1.遵医嘱口服氯化钾，螺内酯等药物，钠盐控制在每日5g以下，观察血钾浓度。

2.注意观察血压变化，定时监测。

3.记录日夜尿量。

4.注意安全，防止跌伤。

【术后护理】

1.严密观察血压变化。

2.维持水和电解质平衡，遵医嘱静脉补钾。

3.分记日夜尿量，以便和术前对照，观察手术疗效。

4.并发症及预防

（1）感染：术后感染包括伤口感染，泌尿感染。观察伤口敷料情况，有渗出及病情观察：严密观察生命体征，敷料脱落及时通知医生换药。保持引流通畅，记录引流量及性质。

（2）肺炎、肺不张，指导患者进行有效的深呼吸及咳痰，每2h翻身叩背一次，每天雾化吸入，保持口腔清洁，协助晨晚间护理，嘱患者在床上活动。

【健康教育】定期复查，检查血的生化指标。

## 第九节　肾脏挫裂伤的护理

【概述】

肾挫裂伤是指身体受到严重挤压或者其他情况造成的肾被坚硬的脊柱及骨挫伤。

【评估】

1.病情评估

（1）生命体征。

（2）受伤的原因、姿势强度和作用部位。

（3）损伤后腹痛、腰痛的程度及持续时间，有无放射痛和进行性加重。

（4）尿量及尿颜色变化情况，有无休克症状和体征。

2.评估患者对肾损伤认知程度及心理承受能力。

3.评估家庭支持力度。

【非手术护理】

1.监测生命体征，注意观察精神、面色、肢体温度等。及早发现和抢救休克。

2.观察尿色及尿量，以及早发现再出血和肾功能异常。

3.观察腰、腹部肿胀程度。

4.定时检查血常规，了解失血程度及有无感染发生。

5.绝对卧床2～4周，即使肉眼血尿消失，仍需继续卧床休息至预定时间，防止再出血，提供必要的生活护理。

6.遵医嘱输液、输血，应用止血药物和抗生素。

7.对症处理：高热者物理或药物降温；腰腹部疼痛明显者可给予止痛、镇静剂以减轻疼痛、避免躁动而加重出血。

【术后护理】

1.肾修补或肾部分切除的患者需绝对卧床休息2-4周；肾切除患者术后2～3天可下床活动。

2.观察伤口有无渗血和引流液的颜色、性质和量。患侧腰腹部有无肿块。

3.记录24小时尿量，监测肾功能情况。

4.并发症及预防

（1）出血：绝对卧床2～4周，即使肉眼血尿消失，仍需继续卧床休息至预定时间，防止再出血；提供必要的生活护理。

（2）感染：进行各项操作时要严格无菌操作，按时应用抗生素。

【健康教育】

1.需要长期卧床的严重肾损伤患者，应适时翻身和改变体位，预防压疮；并进行肌肉锻炼，防止四肢肌萎缩及静脉血栓。

2.3个月内避免剧烈活动和重体力劳动。

3.严重损伤致肾切除者，注意保护健侧肾脏。

## 第十节　精索静脉曲张手术护理

【概述】

精索的蔓状静脉丛扩张、伸长、弯曲称为精索静脉曲张。临床特点：阴囊坠胀有时坠痛，向同侧腹股沟及会阴部放射，行走、站立过久，症状加重，平时症状减轻或消失。

【评估】

1.生命体征。

2.阴囊是否已有坠胀、疼痛程度。

3.评估患者对精索静脉曲张认知程度及心理承受能力。

4.评估家庭支持力度。

【术前护理】

1.指导患者正确留取精液化验。

2.防上呼吸道感染，避免咳嗽，引起腹压增高不利于伤口愈合。

3.训练床上排尿，避免术后出现尿潴留。

【术后护理】

1.卧床3天，抬高阴囊，促进侧支静脉的血液回流。

2.伤口压沙袋，减轻腹压。

3.若术后6小时小便不能自解，通知医生给予留置导尿。

4.并发症及预防

（1）阴囊水肿：阴囊水肿是手术后最常见的并发症，水肿一般不需要特殊处理能自然消退，消退时间从出现时起平均约12个月，少数患者需要穿刺抽液或者开放手术。

（2）睾丸鞘膜积液：水肿可以引起睾丸鞘膜积液，也可以引起睾丸水肿。可抬高阴囊。

【健康教育】

术后3月内禁止性生活及重体力劳动。

# 第三章　心胸外科常见疾病护理

## 第一节　肺挫伤护理

【概述】

肺挫伤的发生是由于强大暴力作用于胸壁，使胸腔容积缩小，增高的胸膜腔内压力压迫肺脏，引起肺实质出血、水肿，外力消除后变形的胸廓回弹，在产生胸内负压的瞬间又导致原损伤区附加损伤。

【评估】

1.肺挫伤的病因

2.病情评估

(1)生命体征。

(2)疼痛的位置、性质及程度。

(3)呼吸情况。

(4)营养状况。

【护理措施】

1.指导患者深呼吸、有效咳嗽排痰方法。

2.观察病情，尤其要注意患者的呼吸频率、节律。肺挫伤都有一定程度的呼吸道阻塞，特别要注意严重肺挫伤气管内有血液、渗出液及分泌物等潴留、阻塞，造成呼吸困难。

3.保持呼吸道通畅，中流量吸氧，遵医嘱给予雾化吸入，痰液黏者可予拍背排痰。

4.剧烈干咳者，及时给予镇咳药物。

5.胸部疼痛者，遵医嘱给予镇痛药物。

遵医嘱使用抗生素，肺挫伤可导致严重的巨噬细胞、单核细胞免疫功能障碍，易感性增加，故应使用有效的广谱抗生素预防感染。

【健康教育】

1.保持病室环境安静、舒适、室内温湿度适宜，空气新鲜，并根据天气变化增减衣被，减少与流感人群接触，预防感冒，防止呼吸道感染的发生。

2.保持呼吸道通畅，鼓励患者咳嗽排痰，及时清理呼吸道分泌物，必要时给予雾化吸入，以促进痰液的排出。

3.控制输液速度、剂量，患者及家属不可随意调节输液速度。

4.定时变换体位，给予受压处局部皮肤护理，根据病情指导患者在床上进行双下肢和患侧上肢功能锻炼，促进肺功能恢复。

5.戒烟酒，因吸烟可刺激呼吸道引起痰液增多，如果痰液黏稠不易咳出，更会加重呼吸困难；因饮酒可扩张血管，容易造成肺损伤部位再次出血。

6.合理膳食，严禁暴饮暴食，禁食辛辣刺激性食物，以高蛋白质、高钙食物为主，少食多餐，细嚼慢咽，以促进营养的吸收。

7.保持良好的心态，积极配合治疗，促进康复。

## 第二节 气胸护理

【概述】

胸膜腔内积气称为气胸，分闭合性、开放性、张力性气胸三类。临床表现为胸闷、呼吸困难、发绀、气管及心脏向健侧移位、伤侧呼吸音弱等，张力性气胸常有休克、重度呼吸困难、发绀、颈部皮下及纵隔气肿明显。

【评估】

1.气胸的病因。

2.病情评估

（1）生命体征。

（2）疼痛的位置、性质及程度。

（3）呼吸困难程度。

（4）胸廓移动度。

（5）气管的位置。

（6）营养状况。

3.对气胸的认识程度及心理承受能力。

4.自理能力。

【护理措施】

1.术前护理

（1）定时监测患者生命体征的变化，若出现血压下降、呼吸困难，脉搏细弱等休克症状，立即协助医生进行抢救。

（2）有明显呼吸困难者，协助其取半卧位，给予低流量氧气吸入，必要时进行排气治疗。

（3）胸腔内气体量较少，无明显呼吸困难者，嘱其卧床休息，限制活动量。

（4）剧烈干咳者，及时给予镇咳药物。

（5）胸部疼痛者，遵医嘱给予镇痛药物。

（6）体温升高、寒战、胸痛加剧、白细胞升高，有并发胸膜炎或脓胸的可能，及时通知医生，遵医嘱留取痰液进行细菌培养，给予抗感染治疗及降温处理。

（7）鼓励患者多食新鲜蔬菜、水果及含粗纤维的食物，以免因大便干燥、用力排便而造成胸膜腔内压升高。

2.术后护理

（1）按全身麻醉患者护理要点，清醒后半卧位。

（2）给予持续或间断低流量氧气吸入。

（3）定时监测血压、脉搏、呼吸的变化，发现异常及时通知医生。

（4）保持呼吸道通畅，带有气管插管时随时吸痰，了解双肺呼吸音状况，协助患者咳嗽、咳痰、痰液黏稠时定时给予雾化吸入。

（5）保持胸腔引流通畅。

（6）根据病情给予高热量、高维生素、易消化的饮食。

（7）早期活动，有利于肺膨胀。

【健康教育】

1.向患者及家属讲解气胸的知识，使其了解发病的诱因，判断气胸的类型、症状及预防措施。

2.根据患者及家属的理解能力，教会其自救的方法。

3.不要进行剧烈的体育活动。

4.保持良好心态，促进康复。

## 第三节　血胸护理

【概念】

血胸是指胸部损伤导致的胸膜腔积血。血胸可与气胸同时存在，称为血气胸。

【评估】

1.血胸的病因。

2.病情评估

（1）生命体征及有无出血性休克的征象。

（2）有无外伤史，有无胸腔其他疾患。

（3）出血是否压迫肺组织，患者有无缺氧、纵隔移位等临床症状。

（4）有无发热等胸腔感染症状。

3.对血栓的认知程度及心理承受能力。

4.自理能力。

【护理措施】

1.术前护理

（1）定时监测患者神志、血压、心率、脉搏、呼吸频率及幅度、血氧饱和度的变化，发现异常立即通知医生，并做好随时抢救的准备。

（2）开放静脉通道，配血，了解血红蛋白检查结果，必要时遵医嘱给予输血。

（3）进行性出血的患者，遵医嘱做好开胸止血的准备。

2.术后护理

（1）按全身麻醉患者护理要点，清醒后半卧位。

（2）定时监测血压、心率、脉搏、呼吸的变化，发现异常及时通知医生。

（3）给予低流量氧气吸入。

（4）保持胸腔闭式引流通畅。

（5）血胸合并感染的患者，定时监测体温的变化，高热、寒战时及时给予降温处理。

（6）遵医嘱静脉补液，给予抗生素，保持水、电解质及酸碱平衡。

（7）鼓励患者摄入高热量、高维生素、易消化的饮食。

【健康教育】

1.戒烟、戒酒，尽量少出入公共场所。

2.血胸合并感染的患者继续观察体温的变化，出现异常及时就诊。

3.合理搭配饮食，以防大便干燥。

4.保持良好心态，促进康复。

# 第四节　脓胸护理

【概念】

脓胸是指脓性渗出液积聚于胸膜腔内的化脓性感染。

【评估】

1.胸膜腔积脓的病因。

2.病情评估

（1）生命体征。

（2）有无发热、胸痛、呼吸困难等症状。

（3）有无呼吸运动受限，患侧呼吸音减弱，体位性咳嗽。

（4）纵隔向健侧移位的程度。

（5）营养状况。

3.对脓胸的认知程度及心理承受能力。

4.自理能力。

【护理措施】

2.术前护理

（1）重症患者定时监测生命体征及病情的变化，若出现胸闷、气促、脉搏加快、口唇青紫等症状，立即通知医生，并给予低流量（2~4 L/min）氧气吸入。

（2）痰液较多，咳脓痰者，定时给予雾化吸入，并协助排痰。

（3）高热者遵医嘱抗感染治疗，并及时给予物理降温，鼓励多饮水，保持口腔卫生。

（4）给予高蛋白质、高热量、高维生素、易消化的饮食。必要时遵医嘱少量多次输血或给予静脉高营养。

（5）讲解术后卧位的重要性及胸带加压包扎的意义。

（6）讲解患侧上肢锻炼的重要性。

（7）遵医嘱及手术要求，做好术前准备。

2.术后护理

（1）按全身麻醉患者护理常规，清醒后半卧位，床头抬高45°。

（2）定时监测血压、心率、脉搏、呼吸及体温的变化，发现异常及时通知医生。

（3）保持引流管通畅。

（4）胸膜剥脱术后的患者因渗出较多，观察生命体征及引流液量、颜色及性状的变化，若血压下降、脉搏加快、尿量减少、烦躁不安，引流量3～5小时内每小时大于150～200mL，并呈鲜红色，提示有广泛渗血，立即通知医生，遵医嘱给予止血药物及快速输血，必要时做好再次手术的准备。

（5）胸廓成形术后的患者，胸带需加压包扎，头偏向患侧，防止脊柱侧弯。

（6）根据疼痛程度，给予镇痛及镇静药物。

（7）留置尿管的患者，待病情稳定后每2小时开放一次，注意尿量，尿色的变化，并做好会阴部的护理。

【健康指导】

1.嘱戒烟戒酒，注意预防感冒。

2.合理搭配饮食，保证营养的摄入。

3.逐渐加大患侧上肢的活动量，加快肺功能的恢复。

4.保持良好心态，促进康复。

## 第五节　肺大疱的护理

【概念】

肺大疱指大泡性肺气肿，是一种局限性肺气肿。肺泡高度膨胀，肺泡壁破裂并相互融合而形成，一般是由小支气管的活瓣性阻塞所引起。

【护理措施】

1.术前护理

(1)禁止吸烟，避免烟尘和有害气体吸入。

(2)保持呼吸道通畅：给患者翻身、拍背、遵医嘱雾化。必要时吸痰。

(3)预防及治疗并发症：注意口腔卫生，若有龋齿或上呼吸道感染应先治疗，以免手术后并发感染。遵医嘱给予抗菌药治疗。

(4)尽量避免咳嗽，必要时给止咳药物。

(5)减少活动，保持大便通畅，避免用力屏气，必要时采取相应的通便措施。

(6)胸痛剧烈患者，可给予相应的止痛剂。

(7)给予高蛋白，适量进行粗纤维饮食。

(8)半卧位，给予吸氧，氧流量一般在3 L/min以上。

(9)术前指导：1)指导患者练习深呼吸、有效咳嗽；2)指导患者练习床上大、小便；3)教会患者使用深呼吸训练器；4)指导患者进行腿部运动；5)介绍胸腔闭式引流的相关知识和术后护理。

2.术后护理

(1)体位：麻醉未清醒予去枕平卧位，头侧向一边。生命体征平稳予半卧位。

(2)呼吸道护理

1)吸氧，维持血氧饱和度95%以上。

2)及时使用止痛剂或镇静剂。

3)观察患者的生命体征，呼吸频率、幅度及节律、双肺呼吸音，若有异常及时报告医生。

(3)防止肺不张及肺部感染。

1)气管插管拔除前，及时吸痰，保持呼吸道通畅。

2)术后第1日每1～2小时鼓励患者深呼吸、吹气球、吸深呼吸训练器，促使肺膨胀。

3)鼓励患者咳嗽咳痰，促进痰液排出。每2小时协助患者坐起、轻拍背部，并用双手或软枕轻轻护住伤口，嘱患者深呼吸和有效咳嗽。雾化吸入用一手食指和中指在胸骨上窝处刺激气管，诱发咳嗽排痰，对于痰多而咳嗽无力的患者，及时给予吸痰。

(4)严格控制输液的量及速度。

（5）做好胸膜腔闭式引流的护理：

1）按胸腔闭式引流常规进行护理。

2）定时挤压胸管，维持引流管通畅。

3）全肺切除术后胸管一般处于紧闭状态。可酌情放出适量的气体和液体。

4）术后24～72小时无气体引流出、引流液<50mL/d，胸摄片肺复张良好，可拔管。

【健康教育】

1.加强营养，少食多餐，多进食高蛋白质、高热量、高维生素、易消化饮食，禁烟酒。

2.逐步增加活动量，注意室内空气调节，预防上呼吸道感染。

3.保持大便通畅，多食粗纤维饮食，必要时给予缓泻药。

4.注意口腔卫生，鼓励患者戒烟。

5.指导患者继续康复训练。

6.注意保持精神愉快，情绪稳定。

## 第六节　食管癌护理

【概念】

食管癌是一种常见的消化道肿瘤，起源于食管黏膜，多数为鳞状上皮细胞癌。临床表现为进行性吞咽困难，反流误吸入气管则并发肺炎，梗阻严重者呼气时有恶臭味，食欲降低、消瘦。

【评估】

1.病情评估

（1）生命体征。

（2）疼痛部位及性质。

（3）吞咽困难程度。

（4）营养状况，有无体重下降、贫血、脱水。

2.对食管癌的认知程度及心理承受能力

3.自理能力

【护理措施】

1.术前护理

（1）评估营养、水及电解质状况，对已有胃造瘘或空肠造瘘的患者，了解营养食物的配制及灌注方法。

（2）鼓励患者进行高蛋白、高热量、高维生素的饮食；进食困难者根据病情给予静脉营养支持，并准确记录出入量。

（3）合并慢性口腔疾病患者，及时给予治疗，保持口腔清洁及卫生。

（4）有吸烟或饮酒嗜好者，劝其戒烟、戒酒，并讲明重要性。

（5）指导并教会患者深呼吸、有效咳嗽、咳痰及腹式呼吸的方法。合并呼吸道感染者，协助留取痰液进行培养及药敏试验。定时给予雾化吸入，必要时进行体位引流。

（6）肠道准备

1）食管癌可导致不同程度的梗阻和炎症，术前1周遵医嘱给予抗生素治疗。

2）术前3天开始进流食，术前1天禁食，静脉补充营养。

3）对进食后滞留或进食后反流者，术前3～4天用温盐水清洁食管，以减轻水肿。睡眠时注意体位预防吸入性肺炎的发生。

4）结肠代食管手术的患者，术前3～5天口服肠道抗生素及维生素K；术前2天进无渣流质；术前1天晚清洁灌肠或全肠道灌洗。

5）术日晨留置胃管，梗阻部位不能进入时，可暂置于梗阻上端，待术中直视下再置于胃中。

（7）向患者讲解术后留置胃管、胸腔引流管的意义及重要性。

（8）向患者讲解术后禁食的目的及进食原则。

（9）遵医嘱及手术要求，做好术前常规准备。

2.术后护理

（1）按全身麻醉患者护理要点，完全清醒后抬高床头45°。

（2）持续心电监测，观察血压、脉搏、呼吸节律、速率的变化及血氧饱和度的变化，每小时记录一次。

（3）持续低流量吸氧，鼓励患者深呼吸及有效咳嗽，促进呼吸道分泌物的排出，保持口腔卫生。

（4）妥善固定胃管，持续低负压吸引，定时冲洗保持通畅，观察胃液量、颜色及性状。大量胃液吸出时注意了解电解质的变化。

（5）留置十二指肠营养管的患者，遵医嘱注入药物或营养液。

（6）保持胸腔闭式引流通畅，若持续3小时引流液每小时超过100mL，同时伴有血压下降、心率加快等，及时通知医生。

（7）胃肠功能恢复，拔除胃管后，定量给患者喂糖水、米汤或牛奶，进食后观察患者有无体温升高、胸闷、心慌等不良反应。若发现吻合口瘘，应立即停止进食，遵医嘱给予静脉高营养及抗感染治疗。

（8）引流管内若出现浑浊或咖啡色引流液时，观察有无食管炎或胸腔感染；若引流管内出现大量的血清样液体，应考虑有无乳糜胸，发现异常及时通知医生。

（9）做好肠道外营养的护理，了解患者有无低钠、低氯、低钾的症状，观察有无电解质紊乱的征象。

（10）留置尿管的患者，每2小时开放一次，准确记录尿量。

（11）卧床期间指导患者进行患肢功能锻炼，鼓励尽早下床活动，预防静脉血栓的形成。

【健康指导】

1.戒烟、戒酒，养成良好的卫生习惯。

2.进软且易消化的食物，以少量多餐为宜；进食不可过快；避免进刺激性的食物和含有碳酸的饮料；进食后不应立即平卧，以防反流或引发吸入性肺炎。

3.保持健康心态，促进康复。

4.若出现进食后发噎症状及时就诊。

# 第四章　普外科常见疾病护理

## 第一节　甲状腺外科术前、术后护理

【护理常规】

1.术前

(1)针对患者的思想情况，做耐心细致地解释工作，解除恐惧心理。

(2)术前1d应洗澡或擦澡，检查皮肤、指甲、头发，更换衣裤。

(3)按手术规定范围备皮，皮肤应用松节油棉签除去积存污垢，发现皮肤有感染情况，应立即通知医生。

(4)术前训练

1)呼吸功能训练：深呼吸及有效咳嗽，以促进痰液排出，减少肺部并发症。

2)特殊体位训练：练习术中颈过伸体位，即仰卧，颈后垫以卷枕抬高10°～20°尽量显露颈部，持续30min左右，并逐渐延长时间至1～2h，以耐受手术时的体位。

(5)术前10h禁食、4h禁饮。

(6)手术日晨准备：测量生命体征，检查手术区皮肤准备情况，更换清洁病员服，取下活动性义齿、眼镜、首饰等物品，贵重物品交其家属保管，女患者不化妆，去手术室前，嘱患者排空膀胱。按手术需要将病历、术中用药、X线片等带入手术室，与手术室人员进行核对交接。

2.术后

(1)术后体位：术后平卧4～6h，麻醉未清醒前头偏向一侧，防止舌后坠或分泌物堵塞气管。

(2)病情观察：密切监测生命体征至平稳，遵医嘱给予鼻导管或面罩吸氧，观察术后有无声嘶、饮水呛咳、手足麻木等并发症的发生。

(3)伤口护理：观察患者切口疼痛及渗血情况，保持敷料干燥，必要时遵医嘱用镇痛药物。

（4）管路护理：妥善固定引流管，保持引流管通畅，密切观察引流液的颜色、性状及量，做好记录，判断有无术后出血。

（5）并发症的预防和护理

1）呼吸困难和窒息：多发生在术后48h内，应密切观察有无进行性呼吸困难、烦躁、发绀，甚至发生窒息，如有异常立即报告医师，及时处理。

2）喉返神经损伤：观察患者有无声嘶、失声，甚至呼吸困难、窒息，如有异常立即报告医师，及时处理。

3）喉上神经损伤：观察患者有无误咽、饮水呛咳等症状，如有异常及时通知医师，并指导患者进食固体饮食或半流质饮食，调整体位来减轻呛咳症状。

4）手足抽搐：观察患者有无面部、手足部的针刺样麻木感或强直感，一旦发生遵医嘱给予静脉注射10%葡萄糖酸钙或者氯化钙10～20mL，同时应限制肉类、乳品和蛋类等食品。

5）甲状腺危象：是甲状腺功能亢进的严重并发症，应观察患者有无高热、脉快、烦躁、谵妄、大汗、呕吐、水泻等，一旦发生应立即抢救。

（6）术后6h给予冷流质饮食，注意患者饮食及营养供给，保持水、电解质的平衡。禁食患者每天清晨漱口刷牙，必要时给予口腔护理。

（7）如无异常应动员患者床上翻身，深呼吸，进行有效咳嗽，排痰，争取术后1d早期活动，促使早日恢复健康。

【健康指导】

1.休息与运动：注意休息，适当锻炼，增强体质，劳逸结合，3个月内避免重体力劳动。

2.饮食指导：普食，如保留甲状腺应注意少食含碘食物，如海带、紫菜、带鱼、贝壳类海鲜等，条件允许可改为无碘盐。

3.用药指导：对于甲状腺切除的患者，应按时足量口服左甲状腺片（具体剂量见出院医嘱），以代替甲状腺功能、预防肿瘤复发，服药期间应定期复查，不可擅自停药或改变剂量。

4.康复指导：颈部引流管拔除后，可开始颈部练习活动，促进颈部的功能恢复

5.复诊须知：出院后2周复查，检查颈部B超及甲状腺功能等，若发现结节、肿块，及时治疗。

## 第二节　单纯性甲状腺肿瘤护理

单纯性甲状腺肿瘤是由于甲状腺素分泌不足，促甲状腺素分泌增多，刺激甲状腺代偿性增大所致。

【护理常规】

1.术前

（1）讲解手术配合知识，给予心理护理，提高患者心理承受能力。

（2）活动与休息

1）精神过度紧张或失眠者，可遵医嘱服用镇静药或催眠药并避免各种不良刺激，如人多嘈杂、情绪刺激等。

2）术前戒烟，预防受凉感冒，以减少呼吸道分泌物，防止术后频繁咳嗽诱发伤口出血。

3）练习术中颈过伸体位，即仰卧，颈后垫以卷枕抬高10°~20°，尽量显露颈部，持续30min左右，并逐渐延长时间至1~2h，以耐受手术时的体位。

（3）完善术前各项检查：做颈部透视及拍X线片、喉镜检查、胸部拍X线片、心电图、测定基础代谢率，了解甲状腺功能状态。

（4）术前准备

1）皮肤准备，清洁切口处皮肤，剪指甲。

2）术前禁饮食，常规禁食10h、禁饮4h。

3）手术日晨准备：测量生命体征，检查手术区皮肤准备情况，更换清洁病员服，取下活动性义齿、眼镜、首饰等附属物品，贵重物品交其家属保管，女患者不化妆，去手术室前，嘱患者排空膀胱。按手术需要将病历、术中用药、X线片等带入手术室，与手术室人员进行核对交接。

2.术后

（1）体位：全身麻醉未醒前取去枕平卧位，头偏向一侧，清醒后，告知患者采取半卧位，利于呼吸及手术切口的引流。

（2）病情观察：术后遵医嘱给予低流量鼻导管吸氧或面罩吸氧，给予心电监护观察生命体征变化。

1）观察有无呼吸困难和窒息，其是最危急的并发症，多发生在术后48h内，表现为呼吸困难、烦躁、发绀，甚至窒息；可能有颈部肿胀，切口渗出鲜血等。

2）了解患者发音和吞咽情况，判断有无声嘶，声调降低，误咽及饮水呛咳等并发症的发生。

3）观察有无头晕、恶心等颈过伸综合征的发生。

4）观察有无手足抽搐的发生。

（3）切口护理：观察切口有无渗血，颈部有无肿胀，保持创面敷料清洁无渗出，及时更换潮湿敷料并估计渗血量。

（4）饮食护理：术后6h可进冷开水或冷流质，以利于颈部血管收缩，减少出血机会。如果有饮水呛咳，提示有喉上神经损伤，不宜进流食，改为软食或半流食。

（5）妥善固定颈部引流管，保持通畅，避免脱出，观察引流液的色、性状、量。

（6）做好心理护理，指导患者调整心态，正确面对现实，保持精神愉快，情绪稳定。

【健康指导】

1.休息与运动注意休息，适当锻炼，增强体质，劳逸结合，3个月内避免重体力劳动。

2.饮食指导普食，保留甲状腺应注意少食含碘食物，如海带、紫菜、带鱼、贝壳类海鲜等，条件允许可改为无碘盐。手足抽搐的患者嘱咐限制含磷较高的食物，如牛奶、瘦肉、蛋黄、鱼类等。

3.用药指导对于甲状腺切除的患者，应按时足量口服左甲状腺片（具体剂量见出院医嘱），以代替甲状腺功能、预防肿瘤复发，服药期间应定期复查，不可擅自停药或改变剂量。

4.康复指导颈部引流管拔除后，可开始颈部练习活动，促进颈部的功能恢复。

5.专科指导术后部分患者会出现手足抽搐、面部麻木等症状，可遵医嘱适当补钙，同时多晒太阳补钙以促进钙的吸收。

6.复诊须知出院后2周复查，检查颈部B超及甲状腺功能等，若发现结节、肿块，及时治疗。

# 第三节　甲状腺癌护理

甲状腺癌是头颈部常见的恶性肿瘤。除髓样癌外，多数甲状腺癌起源于滤泡上皮细胞。

【护理常规】

1.术前

（1）讲解手术配合知识，给予心理护理，提高患者心理承受能力。

（2）活动与休息

1）精神过度紧张或失眠者，可遵医嘱服用镇静药或催眠药并避免各种不良刺激，如人多嘈杂、情绪刺激等。

2）术前戒烟，预防受凉感冒，以减少呼吸道分泌物，防止术后频繁咳嗽诱发伤口出血。

3）练习术中颈过伸体位，即仰卧位，颈后垫以卷枕抬高10°~20°尽量显露颈部，持续30min左右，并逐渐延长时间至1～2h，以耐受手术时的体位。

（3）完善术前各项检查：颈部透视及拍片、喉镜检查、胸部拍片、心电图。

（4）术前准备

1）皮肤准备：清洁切口处皮肤，行颈淋巴结清扫术者需剔除其耳后毛发（耳上3cm为宜）、剪指甲。

2）术前禁饮、禁食：常规禁食10h，禁饮4h。

（5）手术日晨准备：测量生命体征，检查手术区皮肤准备情况，更换清洁病员服，取下活动性义齿、眼镜、首饰等附属物品，贵重物品交其家属保管，女患者不化妆，去手术室前，嘱患者排空膀胱。按手术需要将病历、术中用药、X线片等带入手术室，与手术室人员进行核对交接。

2.术后

（1）体位：全身麻醉未醒前取去枕平卧位，头偏向一侧，清醒后，告知患者取半卧位，利于呼吸及手术切口的引流。

（2）病情观察：术后遵医嘱予低流量鼻导管吸氧或面罩吸氧，给予心电监护，观察生命体征变化。

1）观察有无呼吸困难和窒息，这是最危险的并发症，多发生在术后48h内，表现为呼吸困难、烦躁、发绀，甚至窒息；可能有颈部肿胀，切口渗出鲜血等。

2）了解患者发音和吞咽情况，判断有无声嘶、声调降低、误咽及饮水呛咳等并发症的发生。

3）观察有无头晕、恶心等颈过伸综合征的发生。

4）观察有无手足抽搐的发生。

（3）切口护理：观察切口有无渗血，颈部有无肿胀，保持创面敷料清洁无渗出，及时更换潮湿敷料并评估渗血量。

（4）饮食：告知术后6h可进食冷开水或冷流质，以利于颈部血管收缩，减少出血机会。如果有饮水呛咳，提示有喉上神经损伤，不易进流质，改为软食或半流质。

（5）妥善固定颈部引流管，避免脱出，保持通畅，观察引流液的色、性状、量。

（6）做好心理护理：指导患者调整心态，正确面对现实，保持精神愉快，情绪稳定。

【健康教育】

1.休息与运动　注意休息，适当锻炼，增强体质，劳逸结合，3个月内避免重体力劳动，颈淋巴结清扫术者，切口愈合后可进行肩关节和颈部功能锻炼，至少持续至出院后3个月。

2.饮食指导　普食，保留甲状腺切除的患者注意少食含碘食物，如海带、紫菜、带鱼、贝壳类海鲜等，条件允许可改为无碘盐。

3.用药指导　对于甲状腺切除的患者，应按时足量口服左甲状腺片（具体剂量见出院医嘱）以替代甲状腺功能，预防肿瘤复发，服药期间应定期复查，不可擅自停药或改变剂量。

4.康复指导　颈部引流管拔除后，可开始颈部练习活动，促进颈部的功能恢复。

5.专科指导　术后部分患者会出现手足抽搐、面部麻木等症状，可遵医嘱适当补钙，同时多晒太阳以促进钙的吸收，适当限制肉类、乳品和蛋类等食品，因其含磷较高，影响钙的吸收。

6.复诊须知　出院后2周回院复查，检查颈部B超及甲状腺功能等，若发现结节、肿块，及时治疗。

7.出院后如需做$^{131}$I治疗的患者应交代注意事项

（1）RT治疗前须停服左甲状腺素钠片或甲状腺片2周左右，目的是使体内促甲状腺激素升高，以促进病灶对$^{131}$I的摄取。

（2）$^{131}$I治疗前须低碘饮食（忌食海产品及含碘丰富的食品与药品）2~4周，目的也是为了增加病灶碘的摄取。

（3）由于口服$^{131}$I治疗后，患者体内会有大量放射线，因此须住院进行治疗，服用$^{131}$I后通常需要隔离3～7d后方能出院。住院隔离期间，其家属不能陪护。

（4）如伴其他系统疾病，住院前应到相应专科诊治，只有当其他疾病稳定后，才能进行$^{131}$I治疗。

（5）妊娠期、哺乳期、计划短期（6个月）内妊娠者和无法依从辐射防护指导者禁忌进行$^{131}$I治疗。

（6）通常$^{131}$I治疗后24～72h开始（或继续）口服甲状腺激素，服药期间定期复诊，调节药物浓度。$^{131}$I治疗的短期不良反应：治疗量可对分化型甲状腺癌病灶、残存的甲状腺组织、邻近器官的其他可摄碘的正常组织器官形成直接辐射损伤，导致不同程度的放射性炎性反应。治疗后短期（1～15d）常见的不良反应包括乏力、颈部肿胀和咽部不适、口干，甚至涎腺肿痛、味觉改变、鼻泪管阻塞、上腹部不适甚至恶心、泌尿道损伤等，上述症状多出现于$^{131}$I治疗1～5d，常自行缓解，无须特殊处理。

## 第四节　甲状腺功能亢进

甲状腺功能亢进（简称甲亢）主要累及妇女，男女之比约为1：4。可分为原发性、继发性和高功能腺瘤三类。

【发病机理】

（一）病因

甲状腺功能亢进的原因尚不清楚。原发性甲状腺功能亢进，目前多数学者认为是一种自身免疫性疾病。继发性甲亢和高功能腺瘤的病因，可能与结节本身自主分泌紊乱，造成血中长效甲状腺激素等浓度不高所致。

（二）病理生理

1.原发性甲亢：最常见，发病年龄为20～40岁。甲状腺肿大为弥漫性，两侧对称，常伴有眼球突出。

2.继发性甲亢：较少见，发病年龄多在40岁以上。患者有结节性甲状腺肿多年后出现甲状腺功能亢进症状。甲状腺肿大的腺体呈结节状，两侧多不对称，无眼球突出。

3.高功能腺瘤：少见。甲状腺体内有单个的高功能结节，周围的甲状腺组织萎缩，患者无眼球突出。

【辅助检查】

除全面的体格检查外，甲亢还有其特殊的检查。

1.基础代谢率测定：正常为±10%；增高至+20%～30%为轻度甲亢；+30%～60%为中度甲亢；+60%以上为重度甲亢。

2.甲状腺摄取$^{131}$I率测定：正常24小时摄取$^{131}$I量为人体总量的30%～40%。如2小时内摄取$^{131}$I超过人体总量的25%，或在24小时内超过人体总量的50%，且吸$^{131}$I高峰提前出现，都表示有甲亢。

3.血清中的T3、T4含量测定：甲亢时血清T3可高于正常的4倍，而T4仅为正常的2倍半。因此，T3的测定对甲亢诊断具有较高的敏感性。

4.颈部透视或摄片：了解有无气管受压或移位，必要时吞钡摄片，观察食管有无受压和了解有无胸骨后甲状腺肿。

5.喉镜检查：确定声带功能。

6.抽血查血钙、血磷：以了解甲状腺的功能。

7.心电图检查：了解心脏功能，并详细检查心脏有无扩大、心律不齐及杂音等。

【护理措施】

1.术前护理

(1)心理护理：讲解治疗方法和配合注意事项，理解并接受患者的情绪变化。

(2)生活护理：促进睡眠，补充营养，忌刺激性食物。

(3)药物准备：目的是降低甲状腺功能和基础代谢率，减轻甲状腺肿大和充血。甲亢病情较重者先服硫氧呼吸类药物，症状基本控制后改服碘剂。甲亢程度较轻者，单用碘剂准备。上述药物无效者，可用普萘洛尔(心得安)和碘剂合用4～7天心率可降至正常水平，再行手术，术前1～2小时再口服1次。术前准备成功的指标是：患者情绪稳定，睡眠好转，体重增加，脉率稳定在90次/分以下，BMR＜＋20%，同时甲状腺变硬缩小。①碘剂：可抑制甲状腺素的释放，并能使腺体缩小变硬，减少充血，利于手术。常用药为复方碘化钾溶液(卢戈液)。因其可抑制甲状腺素释放，但不抑制其合成，突然停药可使储存于甲状腺内的甲状腺素大量释放入血，使甲亢症状加重。故碘剂不能单独治疗甲亢，仅用于术前准备，且一般服用不超过2～3周。术后应继续服用碘剂，让甲状腺素慢慢释放。碘溶液可滴在面包、饼干上食用，以减少对口腔和胃黏膜的刺激。②硫氧嘧啶类药物：可抑制甲状腺素合成，降低基础代谢率。因其不抑制甲状腺素释放，服药一段时间，机体储存的甲状腺素基本消耗后才能显效。本药能使甲状腺肿大、充血，因此一定要和碘剂合用于术前准备。该药物突出的副作用是使白细胞和粒细胞减少。③普萘洛尔：禁忌症为心脏束支传导阻滞、支气管哮喘。若患者用药期间心率低于60次/分，应及时停药。④阿托品：术前禁用，以免引起心动过速。

（4）突眼护理：头部垫高，眼睑闭合不全时戴眼罩和涂抗生素眼膏。

（5）特殊指导：练习头颈过伸位，严格戒烟，防感冒。

（6）特殊术前检查：喉镜检查，以确定声带功能；心电图检查；血清钙、磷、T3、T4测定。

2.术后护理

（1）一般护理：血压平稳后改半卧位，改变体位时保护颈部伤口；保持伤口引流通畅；术后6小时可进温凉流食，第二天进半流食；继续服卢戈液，每日3次，每次15滴开始，逐日减少1滴，至每次3滴止；术前用普萘洛尔准备者，继续服用4～7天；床旁备气管切开包和紧急拆线缝合包。

（2）术后并发症的观察和处理：①呼吸困难和窒息：多见于术后48小时内，是术后最严重最危急的并发症。原因：切口内血肿压迫、喉头水肿、气管塌陷、痰液阻塞、双侧喉返神经损伤等。表现：进行性呼吸困难。处理：辨明原因，立即对因对症处理。拆除切口缝线去除血肿、吸痰等，必要时及时行气管切开。②喉返神经损伤：单侧喉返神经损伤出现声音嘶哑，双侧损伤出现失音甚至窒息。③喉上神经损伤：喉上神经内支损伤，出现饮水呛咳和误咽；喉上神经外支损伤，出现音调降低。④甲状旁腺损伤：可有不同程度的手足抽搐。补充钙剂，限高磷饮食。抽搐发作时静脉缓慢推注10%葡萄糖酸钙。⑤甲状腺危象：原因：多因术前准备不充分引起。表现：术后12～36小时内出现高热（＞39℃）、脉速（＞120次/分）、烦躁不安、谵妄，可致死。预防：做好充分的术前准备。术后继续用碘剂。处理：遵医嘱吸氧、物理降温、静脉输入葡萄糖溶液、镇静剂、静脉滴注碘剂、静注肾上腺皮质激素、普萘洛尔等药物，心衰者给予强心药。

（3）出院指导：加强颈部功能锻炼，定期复查，按医嘱继续服药。

## 第五节　急性乳腺炎

急性乳腺炎是乳腺的化脓性感染，多发生于产后哺乳期，初产妇多见。发病多在产后3周~4周。

【发病机理】

1.病因

产妇因乳头发育不良，影响对婴儿的哺乳；由于乳汁过多，婴儿吸乳少，影响乳汁排空；乳管不通，影响排乳。由于以上原因，导致乳汁淤积，一旦细菌侵入极易繁殖。同时产妇乳头有破溃或婴儿有口腔炎，吸奶时细菌可直接经乳头进入乳腺管而致感染。其致病菌主要是金黄色葡萄球菌。

2.病理生理

当细菌从产妇乳头侵入后，沿淋巴管蔓延到乳腺组织及其间的结缔组织等，因而引起急性化脓性感染。

【辅助检查】

血常规检查，白细胞计数及中性粒细胞增高。深部脓肿可经B超定位或用粗针头穿刺，抽出脓液可明确诊断。

【护理措施】

1.早期按摩和吸乳是避免转成脓肿的关键。患者或家属可用手指顺乳头方向轻轻按摩，加压揉推，使乳汁流向开口，并用吸乳器吸乳，以吸通阻塞的乳腺管口。吸通后应尽量排空乳汁，勿使壅积。

2.中药外敷。取硝芒100克，研细，加入面粉调成糊剂。贴敷于患侧乳房局部，可减轻乳房疼痛。

3.哺乳期要保持乳头清洁，常用温水清洗乳头；定时哺乳，每次应尽可能将乳汁排空，如乳汁过多，婴儿不能吸尽，应借助吸乳器将乳汁排空；发热，体温达39摄氏度时不宜吸乳。

4.不宜让婴儿含乳头睡觉，哺乳后用胸罩将乳房托起。

5.饮食宜清淡，易消化，少吃荤食，忌辛辣。

6.情志不畅亦与本病有关，要劝导患者解除烦恼，消除不良情绪，注意精神调理。

## 第六节　腹外疝

腹腔脏器或组织通过人体腹部的薄弱点或缺损，进入另一部位向体表突出而形成的肿块称为腹外疝。腹外疝包括：腹股沟疝（腹股沟斜疝、腹股沟直疝）、股疝、脐疝、白线疝。

一、腹股沟斜疝

腹股沟斜疝指疝的内容物由腹壁下动脉外侧的腹股沟管内环突出，经过腹股沟管穿出外环，进入阴囊。

【发病机理】

1.病因

（1）腹壁薄弱：胚胎发育过程中，某些组织穿过腹壁造成的缺损，如精索或子宫韧带通过的腹股沟管遗留的薄弱点或缺损，可导致腹股沟斜疝。

（2）腹内压力增高：如呼吸系统疾病，长期咳嗽，便秘时用力排便及重体力劳动等，在腹壁及腹股沟管有先天性发育不全的基础上，导致腹股沟斜疝。

2.病理生理

腹股沟斜疝由疝环（疝门）、疝囊、疝内容物和疝外被盖等组成。疝门即腹壁薄弱点、缺损处；疝囊是壁腹膜经疝门向外突出的囊袋；疝颈是疝囊与腹壁之间通道，比较狭窄；疝内容物是进入疝囊的腹内脏器及组织，以小肠最多见，其次为大网膜。

【护理措施】

1.治疗原则

（1）手术治疗：腹股沟斜疝主要进行手术治疗，结扎疝囊颈或切除疝囊，同时修复薄弱点或缺损的腹股沟管后壁和前壁。

（2）防治感染：应用抗生素治疗。

2.护理要点

（1）术前护理：

1）同普通外科一般护理常规。

2）同普通外科术前护理常规。

3）病情观察：如有咳嗽、便秘、排尿困难等应给予治疗；如有吸烟应劝其在术前戒烟，防止术后肺部并发症。

4）术前训练：训练患者在床上排尿、排便的方法。

5）肠道准备：为防止术后便秘及腹胀，术前1日给予流质饮食；术前1日晚给予大量不保留灌肠1次。

（2）术后护理：

1）同普通外科术后护理常规。

2）卧位：患者术后平卧位3日，以减轻腹内压力和手术缝合处的牵张力；疝修补术后不宜过早下床活动；护士按一级护理的要求给予周到、细致的护理。

3）防止切口感染：手术切口距会阴部较近，容易污染。因此患者术后换药应严格无菌操作，并注意防止大、小便污染切口。

4）防止切口出血和阴囊积血：患者切口处置0.5kg沙袋压迫，防止切口出血发生继发感染。12～24小时去除沙袋。应用“丁”字带托起阴囊，或在阴囊下方垫一小枕，有利静脉淋巴回流，预防积血。若阴囊肿胀、有波动感，可穿刺抽血，加压包扎，以冰袋冷敷等方式防止积血。

5）防治腹内压过高：剧烈咳嗽和用力排大小便时，均使腹内压增高，对疝修补术愈合不利。术后患者若有咳嗽、大便秘结、排尿困难，应及时给予对症处理。冬季注意为患者保暖，防止受凉感冒。

6）注意安全：年老、体弱的患者下床活动时，要防止因卧床时间久而发生直立性低血压所致眩晕、摔倒，应注意护理。

7）出院时应嘱患者3个月内避免重体力劳动，以防术后复发。

二、腹股沟直疝

疝内容物从腹壁下动脉内侧经直疝三角突出。

【发病机理】

1.病因

（1）腹壁薄弱：胚胎发育过程中，某些组织穿过腹壁造成的缺损，可导致腹股沟直疝。

（2）腹内压力增高：如呼吸系统疾病，长期咳嗽，便秘时用力排便及重体力劳动等，在腹壁有先天性发育不全的基础上，从而导致腹股沟直疝。

2.病理生理

直疝三角是由腹壁下动脉构成外侧边，腹直肌外缘构成内侧边，腹股沟韧带构成底边，此处缺乏完整的腹肌覆盖，且又比周围组织薄，腹股沟直疝即在此由后向前突出。

【护理措施】

1.治疗原则

手术治疗行疝修补术或疝成形术，以修补腹股沟管和后壁的缺损及周围组织的薄弱区。

2.护理要点

（1）术前护理：

1）同普通外科一般护理常规。

2）同普通外科术前护理常规。

3）病情观察：如有咳嗽、便秘、排尿困难等应给予治疗；如有吸烟应劝其在术前戒烟，防止术后肺部并发症。

4）术前训练：训练患者在床上排尿、排便的方法。

5）肠道准备：为防止术后便秘及腹胀，术前1日给予流质饮食；术前1日晚给予大量不保留灌肠1次。

（2）术后护理：

1）同普通外科术后护理常规。

2）卧位：患者术后平卧位3日，以减轻腹内压力和手术缝合处的牵张力；疝修补术后不宜过早下床活动；护士按一级护理的要求给予周到、细致的护理。

3）防止切口感染：手术切口距会阴部较近，容易污染。因此患者术后换药应严格掌握无菌操作，并注意防止大、小便污染切口。

4）防止切口出血和阴囊积血：患者切口处置0.5kg沙袋压迫，防止切口出血发生继发感染。应用“丁”字带托起阴囊，或在阴囊下方垫一小枕，利于静脉淋巴回流，预防积血。若阴囊肿胀、有波动感，可穿刺抽血，加压包扎，以冰袋冷敷等方式防止积血。

5）防治腹内压过高：剧烈咳嗽和用力排大小便时，均使腹内压增高，对疝修补术愈合不利。术后患者若有咳嗽、大便秘结、排尿困难，应及时给予对症处理。冬季注意为患者保暖，防止受凉感冒。

6）注意安全：年老、体弱的患者下床活动时，防止因卧床时间久而发生直立性低血压而致眩晕、摔倒，应注意护理。

7）出院时应嘱患者3个月内避免重体力劳动，以防术后复发。

三、股疝

疝内容物经股环、股管，自股部卵圆窝向体表突出的疝称为股疝，多见于中年以上的女性。

【发病机理】

1.病因

（1）肌腱和陷窝韧带发育变薄：因女性骨盆较宽，联合肌腱和陷窝韧带发育不全或变薄，致股环宽大松弛，易发生股疝。

（2）腹内压增高：妊娠是腹内压增高的主要原因。

2.病理生理

股管有上下两个口，上口称股环，其前缘为腹股沟韧带，后缘为耻骨梳韧带，内缘为陷窝韧带，外缘为股静脉。股管下口为卵圆窝。卵圆窝是股部深筋膜上的薄弱部分。疝块在卵圆窝处向前转折时形成一锐角，因股环较小，故股疝容易嵌顿，一旦嵌顿，易形成绞窄性疝。

【护理措施】

1.治疗原则

手术治疗股疝应行疝囊高位结扎修补术，以加强腹股沟管后壁，堵住管环。

2.护理要点

（1）术前护理：

1）同普通外科一般护理常规。

2）同普通外科术前护理常规。

3）病情观察：如有咳嗽、便秘、排尿困难等应给予治疗；如有吸烟应劝其在术前戒烟，防止术后肺部并发症。

4）术前训练：训练患者在床上排尿、排便的方法。

5）肠道准备：为防止术后便秘及腹胀，术前1日给予流质饮食；术前1日晚给予大量不保留灌肠1次。

（2）术后护理：

1）同普通外科术后护理常规。

2）卧位：患者术后平卧位3日，以减轻腹内压力和手术缝合处的牵张力；疝修补术后不宜过早下床活动；护士按一级护理的要求给予周到、细致的护理。

3）防止切口感染：手术切口距会阴部较近，容易污染。因此患者术后换药应严格掌握无菌操作，并注意防止大、小便污染切口。

4）防止切口出血：患者切口处置0.5kg沙袋压迫，防止切口出血发生继发感染。

5）防治腹内压过高：剧烈咳嗽和用力排大小便时，均使腹内压增高，对疝修补术愈合不利。术后患者有咳嗽、大便秘结、排尿困难，应及时给予对症处理。冬季注意为患者保暖，防止受凉感冒。

6）注意安全：年老、体弱的患者下床活动时，防止因卧床时间久而发生直立性低血压而致眩晕、摔倒，应注意护理。

7）出院时应嘱患者3个月内避免重体力劳动，以防术后复发。

## 第七节　胃十二指肠溃疡

胃十二指肠溃疡是临床上常见病，其溃疡是因胃酸过多激活胃蛋白酶，使胃十二指肠黏膜发生自身消化形成的溃疡。

【发病机理】

1.病因

胃十二指肠溃疡病的病因尚不完全清楚，但目前认为有以下三种：

（1）胃酸分泌过多：胃体腺分泌过多胃酸，但胃底腺及幽门腺分泌的黏液蛋白少，故缺乏保护胃黏膜的作用，使胃十二指肠黏膜长期受胃酸的侵蚀而造成溃疡。

（2）胃黏膜屏障被破坏：胃黏膜屏障是由黏液和胃黏膜柱状上皮组成，它们是保护胃黏膜避免被胃酸激活了的胃蛋白酶破坏的主要因素。但许多药物可致胃黏膜屏障的破坏，如水杨酸类、皮质类固醇、胆盐、酒精等破坏了胃黏膜屏障导致胃十二指肠溃疡。

（3）精神神经因素：持续强烈的精神紧张、忧虑、过度脑力劳动，都能兴奋迷走神经使胃酸分泌增多，从而对胃十二指肠黏膜的侵蚀更剧烈，导致溃疡。

2.病理生理

（1）急性溃疡：胃十二指肠黏膜糜烂，呈浅表性溃疡，如及时治疗，容易愈合。若溃疡面向深层侵蚀，可引起出血或穿孔。

（2）慢性溃疡：溃疡较难愈合，面积大的溃疡愈合后会出现疤痕，位于幽门附近的疤痕收缩可引起幽门狭窄。

【辅助检查】

血、尿常规，粪便隐血，肝、肾功能，血电解质，$CO_2$结合力；胸部透视；钡餐透视，胃镜检查；必要时做活体组织检查。

【护理措施】

1.治疗原则

（1）手术治疗适应症：

1）胃、十二指肠溃疡经内科治疗无效或反复发作者。

2）发生严重并发症，如急性穿孔、大出血和幽门梗阻者。

3）有癌变可能者。

（2）手术方法：多采用胃大部切除术或迷走神经切断术。

2.护理要点

（1）术前护理：

1）同普通外科一般护理常规及术前护理常规。

2）供给充分的营养：①了解患者的饮食习惯，给予易消化的高营养、高热量食物，少量多餐。②有出血或消化吸收障碍者，应给予输液、输血。

3）保持上消化道清洁：①术前3日开始给予易消化、少渣饮食。术前1～2日开始应用缓泻剂。②有幽门梗阻者，术前3日每晚用温盐水300～500 mL洗胃，以减轻胃壁水肿和炎症。③术前1日晚和术晨灌肠，以清洁肠道。④手术日置胃管，吸净胃内容物。

（2）术后护理：

1）同普通外科术后护理常规。

2）病情观察：术后4小时内每30分钟测量血压1次，以后改为每小时测1次，待病情平稳后测量间隔时间可延长。同时观察患者的脉搏、呼吸、神志、肤色、切口渗液情况，如有休克征象，应考虑为内出血，应与医师取得联系给予紧急处理。

3）保持胃管通畅：①胃管固定要牢靠，防止松动和脱出；一旦脱出，禁止盲目插入，以免损伤胃肠吻合口。更换固定胃管的胶布时，应确保胃管固定在规定的位置。②每2小时挤压胃管1次，以保持胃管引流通畅，原则上不用注射器抽吸，以免因用力过大，使胃黏膜吸附于胃管孔上而引起穿孔。③观察引流液的性质和量。如胃管引出大量的新鲜血性液，应怀疑有吻合口出血，并密切观察有无休克征象。④术后3~4天，肠蠕动恢复后，可以拔除胃管。

4）鼓励早期活动：患者清醒后给予半卧位，2小时翻身1次，术后第2日协助其下床活动，以促进肠功能的恢复。

5）饮食护理：按胃切除术的范围确定饮食，一般可于术后4~7天开始进食，其方法是①最初试验饮水（糖水或清茶），如无不适，次日进食流质饮食。②少量多餐，进流质3日后过渡到进半流质饮食3.7天，无不良反应再进普食。少食产气食物如牛奶，忌生硬和刺激的食物。③观察进食后有无胃部胀满、恶心、呕吐、腹泻等症状。④为预防反流性胃炎，进食时应取半卧位。⑤进餐速度不宜过快，并避免一次进食大量糖类食物，以免发生倾倒综合征。⑥餐后2~4小时可能发生低血糖综合征，如有心慌、乏力、饥饿感等，应给予少量糖食。

6）拆线：术后7~10日拆除缝线，恢复正常后可以出院。

# 第五章　循环系统疾病患者的护理

## 第一节　概述

【循环系统的结构功能与疾病的关系】

循环系统由心脏、血管和调节血液循环的神经体液组成。其主要功能是为全身各器官组织运输血液，通过血液将氧、营养物质等供给组织，并将组织产生的代谢废物运走，以保证人体新陈代谢的正常进行，维持生命活动。此外，循环系统还具有内分泌功能。

1.心脏

（1）心脏结构：心脏是一个中空的器官，其内部分为左、右心房和左、右心室4个腔。左、右心房之间为房间隔，左、右心室之间为室间隔。左心房、左心室之间的瓣膜称二尖瓣，右心房、右心室之间的瓣膜称三尖瓣，两侧瓣膜均有腱索与心室乳头肌相连。左、右心室与大血管之间亦有瓣膜相隔，左心室与主动脉之间的瓣膜称主动脉瓣，右心室与肺动脉之间的瓣膜称肺动脉瓣。心壁可分为3层：内层为心内膜，由内皮细胞和薄结缔组织构成：中层为心肌层，心室肌远较心房肌厚，以左心室为甚；外层为心外膜，即心包的脏层，紧贴于心脏表面，与心包壁层之间形成个间隙，称为心包腔，腔内含少量浆液，在心脏收缩和舒张时起润滑作用。感染累及心脏可发生心内膜炎、心肌炎、心包炎，当心包腔内积液量增多达一定程度时可产生心脏压塞的症状和体征。

（2）心脏传导系统：心脏有节律地跳动，是由于心脏本身有一种特殊的心肌纤维，具有自动节律性兴奋的能力。心脏传导系统包括窦房结、结间束、房室结、房室束、左右束支及其分支和普肯耶纤维。窦房结为心脏正常的起搏点，冲动在窦房结形成后，随即由结间通道和普通心房肌传递，抵达房室结及左心房，冲动在房室结内传导速度极为缓慢，抵达房室束后传导速度加快，束支及普肯耶纤维的传导速度均极为快捷，使全部心室肌几乎同时被激动，完成1次心动周期。当心脏传导系统的自律性和传导性发生异常改变或存在异常传导组织时，可发生各种心律失常。

（3）冠状动脉：心脏的血液供应来自左、右冠状动脉。左冠状动脉主干很短随即分为前降支和回旋支，前降支及其分支主要分布于左室前壁、前乳头肌、心尖室间隔前2/3、右室前壁一小部分：回旋支及其分支主要分布于左房、左室侧壁、左室前壁一小部分、左室后壁的一部分或大部分及窦房结（约40%的人）。右冠状动脉一般分布于右房、右室前壁大部分、右室侧壁和后壁的全部、左室后壁的一部分及室间隔的后1/3，包括房室结（约93%的人）和窦房结（约60%的人）。当冠状动脉中的某一支血管发生慢性闭塞时，其他两支血管有可能通过侧支形成来维持其分布区心肌的血供，但侧支形成的能力受自身和外界多种因素的影响，个体差异很大.当冠状动脉的一支或多支发生狭窄甚至阻塞而侧支循环尚未建立时，则可造成相应供血区域的心肌发生缺血性改变或坏死。

2.血管血管分动脉、毛细血管和静脉3类。动脉的主要功能为输送血液到器官组织，其管壁含平滑肌和弹性纤维，能在各种血管活性物质的作用下收缩和舒张影响局部血流量，改变血流阻力，故又称“阻力血管”。毛细血管是人体进行物质及气体交换的场所，故称其为“功能血管”。静脉管壁薄，弹性小，主要功能是汇集从毛细血管来的血液，将血液送回心脏，其容量大，又称“容量血管”。阻力血管与容量血管对维持和调节心功能有重要作用。

3.血液循环人体的血液循环分为体循环和肺循环。血液由左心室泵出，经主动脉及其分支到达全身毛细血管，再通过各级静脉，最后经上、下腔静脉返回右心房，此为体循环。血液由右心室泵出，经肺动脉及其分支到达肺泡毛细血管，再经肺静脉进入左心房，此为肺循环。房间隔、室间隔结构完整及心脏瓣膜结构与功能正常，方能保证血液朝一个方向流动，防止出现血液反流或分流。炎症、退行性改变等原因可引起瓣膜粘连、挛缩、钙化、僵硬，导致瓣口狭窄和（或）关闭不全，胚胎期发育异常造成间隔缺损等，均可引起血流动力学障碍。

4.调节循环系统的神经–体液

（1）调节循环系统的神经：主要包括交感神经和副交感神经。当交感神经兴奋时，通过肾上腺素能和$\beta_1$受体，使心率加快，心肌收缩力增强，外周血管收缩，血管阻力增加，血压升高。当副交感神经兴奋时，通过乙酰胆碱能受体，使心率减慢，心肌收缩力减弱，外周血管扩张，血管阻力减小，血压下降。

2.调节循环系统的体液因素：如肾素－血管紧张素－醛固酮系统、血管内皮因子、某些激素和代谢产物等。肾素－血管紧张素－醛固酮系统是调节钠钾平衡、血容量和血压的重要因素。血管内皮细胞生成的收缩物质，如内皮素、血管收缩因子等具有收缩血管作用；内皮细胞生成的舒张物质，如前列环素、一氧化氮等具有扩张血管作用。这两类物质的平衡对维持正常的循环功能起重要作用。

【心血管病的分类】

1.按病因分类：根据致病因素可将心血管病分为先天性和后天性两类。先天性心血管病为心脏、大血管在胚胎期发育异常所致，如动脉导管未闭、房间隔缺损、室间隔缺损、法洛四联症等。后天性心血管病为出生后心脏、大血管受外界因素或机体内在因素作用而致病，如冠状动脉粥样硬化性心脏病、风湿性心脏瓣膜病、原发性高血压、肺源性心脏病、感染性心内膜炎、甲状腺功能亢进性心脏病、贫血性心脏病等。

2.按病理解剖分类：不同病因的心血管病可同时或分别引起心内膜、心肌、心包、肾或大血管具有特征性的病理解剖变化。按病理解剖可分为心内膜病（心内膜炎、心瓣膜狭窄或关闭不全等）、心肌病（心肌炎症、肥厚、缺血、坏死等）、心包疾病（心包炎症、积液、缩窄等）、大血管疾病（动脉粥样硬化、夹层分离、血栓形成或栓塞、血管炎症等）。

3.按病理生理分类：按不同心血管病引起的病理生理变化可分为心力衰竭、心律失常、心源性休克、心脏压塞等。

在诊断心血管病时，需将病因、病理解剖和病理生理分类诊断先后列出。例如诊断风湿性心脏瓣膜病时要列出：风湿性心脏瓣膜病（病因）；二尖瓣狭窄伴关闭不全（病理解剖）；心房颤动，心功能Ⅳ级（病理生理）。

【护理评估】

在全面收集患者主、客观资料的基础上，对循环系统疾病患者进行护理评估时应着重注意如下内容：

1.病史

（1）患病及诊治经过：患病的起始情况和时间，有无明显诱因，主要症状及其特点（如出现的部位、性质、严重程度、持续时间、发作频率、加重或缓解因素），有无伴随症状，是否呈进行性加重，有无并发症。既往检查结果、治疗经过及效果是否遵从医嘱治疗，包括药物治疗（如药物种类、剂量和用法）和非药物治疗（如心衰和高血压患者能否遵从低盐饮食）。

（2）目前状况：目前的主要不适及病情变化，对日常活动、饮食、睡眠、大小便有无影响，体重、营养状况有无改变。

（3）相关病史：患者有无与心血管病相关的疾病，如糖尿病、甲亢、贫血、风湿热、系统性红斑狼疮等，是否已进行积极的治疗，疗效如何。患者直系亲属中有无与遗传相关的心血管病，如肥厚型心肌病、原发性高血压、冠心病等。

（4）心理—社会状况

1）患者角色：患者对疾病的性质、过程、预后及防治知识的了解程度。患病对患者生活、工作或学习的影响。患者是否能适应角色转变，正确应对。

2）心理状况：有无焦虑、恐惧、抑郁、悲观等心理反应及其严重程度。在患病急性期，患者常因疾病引起的严重症状如呼吸困难、心悸、晕厥、疼痛伴濒死感产生恐惧；在康复期，部分患者常由于疾病带来生活上的限制、病情的反复、职业的改变或提前退休、在家中角色地位的改变、家人过分保护等因素而感到自尊受到威胁，进而产生自卑、抑郁、悲观等负性情绪，还可能因担心心脏介入手术风险及效果而焦虑。

3）性格特征：评估患者是否容易出现情绪激动、精神紧张。研究证实，A型性格是冠心病、原发性高血压的危险因素之一。此外，情绪激动和精神紧张也是引起心绞痛发作、心衰加重、血压升高的常见诱因之一。

4）社会支持系统：应评估患者的家庭成员组成，家庭经济状况，文化、教育背景，对患者所患疾病的认识，对患者的关心和支持程度。患者工作单位所能提供的支持，有无医疗保障。患者出院后的就医条件，居住地的社区保健资源等。

（5）生活史

1）个人史：评估患者的居住地在城市还是农村，居住条件是宽敞、干燥，还是拥挤、潮湿，有无充足的阳光；从事的职业是脑力劳动还是体力劳动，是否需要高度集中注意力或久坐少动。原发性高血压、冠心病多见于城市居民和脑力劳动者，风湿性心脏瓣膜病则在农村较常见，在住房拥挤、环境潮湿的居民中发病率明显增高。

2）生活方式：评估患者是否经常摄入高热量、高胆固醇、高脂肪、含盐或含咖啡因过多的食物，是否经常暴饮暴食。这些因素往往是某些心血管疾病（如冠心病、高血压）的危险因素。患者排尿有无异常，有无定时排便的习惯，有无便秘。日常生活是否有规律，生活自理的程度如何。是否有规律地进行体育锻炼，主要的运动方式及运动量。有无烟酒嗜好，每天吸烟、饮酒的量及持续年限，是否已戒烟酒。

2.身体评估

（1）一般状态：①生命体征：生命体征评估对于判断心血管病患者病情具有重要意义。如感染性心内膜炎患者常有体温升高；房颤患者脉短绌；奇脉是心脏压塞的表现之一；心源性呼吸困难患者发生呼吸频率、节律及深度的变化：高血压患者血压有不同程度的升高，主动脉瓣关闭不全患者脉压增大。②面容与表情：心绞痛、心肌梗死时患者常表情痛苦；二尖瓣狭窄患者可出现“二尖瓣面容”。③体位：是否能平卧，严重心力衰竭的患者常取半卧位或端坐位。④营养状况：难治性心衰患者常因长期食欲下降而消瘦，部分高血压、冠心病患者体形肥胖。

（2）皮肤黏膜：皮肤黏膜的颜色、温度和湿度，有无发绀，有无身体低垂部位水肿。

（3）肺部检查：注意有无干、湿啰音，啰音的部位，与体位变化的关系；是否伴有胸腔积液征。两侧肺底湿啰音常见于左心衰竭肺淤血患者。

（4）心脏血管检查：有无心前区隆起。心尖冲动的位置和范围是否正常，有无震颤和心包摩擦感。叩诊心界的大小和位置是否正常。听诊心率快慢，心律是否整齐，心音有无增强或减弱，有无奔马律及心包摩擦音，各瓣膜区有无病理性杂音，有无心包摩擦音。是否有颈静脉充盈或怒张等。

（5）腹部检查：有无腹水征及肝颈静脉反流征。

3.实验室其他检查

（1）血液检查：如血常规、电解质、血脂、血糖、脑钠肽、心肌坏死标志物、肝肾功能、血培养、血气分析等。不仅有利于了解循环系统疾病的危险因素，协助病因诊断，还有助于病情严重程度和病程演变的判断，了解治疗效果。

（2）心电图检查：包括普通心电图、动态心电图、运动心电图、遥测心电图、食管心电图、起搏电生理、心室晚电位和心率变异性分析等。下面着重介绍常用的前三种。

1）心电图：是循环系统疾病患者最常用的无创性检查之一，是诊断心律失常和急性心肌梗死的重要手段，还可用于电解质紊乱、房室肥大的判断。检查时要求患者仰卧，双臂与躯干平行，平静呼吸，避免紧张，防止产生干扰波形而影响分析。

2）动态心电图：又称Holter心电图，能记录受检者连续24小时甚至更长时间内日常生活或工作状态下的心电信号。动态心电图可提供以下信息：①心率，包括24小时平均心率、最快和最慢心率；②心律失常的类型、发作时间；③心脏停搏的持续时间、次数：④心电图的波形改变，如ST段抬高或下移；⑤心电图改变发生的时间，患者当时的活动状况及伴随症状。根据动态心电图资料，可了解临床症状（如心悸、晕厥、胸痛）与心电图变化之间的关系，有助于分析和寻找这些症状的原因。检查前应告诉患者，为取得可靠资料，应将自己24小时内的活动情况、出现的症状按时间顺序做好记录；若出现电极片脱落，及时告诉医护人员进行更换。

3）运动心电图：可用于早期冠心病的诊断和心功能的评价。目前临床上常采用的运动方式是平板或踏车运动，这两种运动试验的主要优点是可根据受试者个人的情况，达到其本人的亚极量或极量负荷，符合运动试验的原理和要求，结果比较可查。检查前应向患者讲明此检查的目的及如何进行运动：患者试验前3小时禁食禁烟，衣着要适于运动。由于某些药物可影响运动时的心率和血压变化，使试验结果的分析复杂化，应在医师指导下决定是否停用这些药物。运动试验结束后应注意观察血压、心率和心电图变化至少10~15分钟，确保安全后方可离开。

（3）动态血压监测：采用特殊血压测量和记录装置，按设定的时间间隔测量并记录24小时的血压，以了解不同生理状态下血压的波动变化。主要观察指标有24小时平均血压、昼夜变化规律及血压波动情况、夜间平均血压等。正常人24小时血压白昼高、夜间低，血压值分布趋势图呈勺形。部分高血压患者的血压趋势图呈非勺形或反勺形。动态血压监测对轻型高血压、阵发性高血压和假性高血压的检测具有重要意义，还可用来评价降压药的效果，有助于选择合理的剂量和用法维持平稳的降压效应。

（4）心脏影像学检查

1）超声心动图：包括M型超声心动图、二维超声心动图、彩色多普勒血流显像、经食管超声心动图、冠状动脉内超声等。可用于了解心脏结构、心内或大血管内血流方向和速度心脏瓣膜的形态和活动度、瓣口面积、心室收缩和舒张功能、左心房血栓、粥样硬化斑块的性质等情况。

2）X线胸片：可显示心脏、大血管的外形。二尖瓣型心脏常见于二尖瓣狭窄，主动脉型心脏常见于高血压、主动脉瓣关闭不全，普遍增大型心脏常见于全心衰竭心肌病。肺循环影像有助于先天性心脏病、肺动脉高压、肺淤血和肺水肿的诊断。

3）心脏CT：常规CT主要用于心包疾病和肺动脉栓塞等病变的临床诊断。近年来冠状动脉CT造影（CTA）发展迅速，逐渐成为评估冠状动脉粥样硬化的有效无创成像方法，是筛选和诊断冠心病的重要手段。

4）MRI检查：对心肌病、心包疾病、主动脉瘤、主动脉夹层及大动脉炎的诊断具有较大价值。采用延迟增强技术可定量测定心肌瘢痕面积，识别存活心肌。

5）放射性核素检查：目前临床上应用较多的是心肌灌注显像和正电子发射体层显像（PET）。心肌各部位放射性物质聚集的多少与该部位冠状动脉血液灌注量呈正相关，局部心肌缺血、细胞坏死及瘢痕形成表现为放射性稀疏区或缺损，运动或药物负荷可提高诊断的敏感性。主要用于评价心肌缺血的范围和严重程度，了解冠状动脉血流和侧支循环情况，检测存活心肌等。

（5）心导管术和血管造影：经外周血管，采用经皮穿刺技术，在X线透视下将特制的导管送入右心或左心系统以及分支血管内，测量不同部位的压力、血氧饱和度，测定心功能，记录心内局部电活动或注射造影剂显示心脏和血管图像，可获得准确的诊断资料。

## 第二节　循环系统疾病患者常见症状体征的护理

### 一、心源性呼吸困难

心源性呼吸困难指各种心血管疾病引起的呼吸困难。最常见的病因是左心衰竭引起的肺淤血，亦见于右心衰竭、心包积液、心脏压塞时。

心源性呼吸困难常表现为：

1.劳力性呼吸困难：在体力活动时发生或加重，休息后缓解或消失，常为左心衰竭最早出现的症状。系因运动使回心血量增加，加重了肺淤血。开始多发生在较重体力活动时，休息后缓解，随着病情进展，轻微体力活动时即可出现。引起呼吸困难的体力活动类型包括上楼、步行、穿衣、洗漱、吃饭、讲话等。

2.夜间阵发性呼吸困难：是心源性呼吸困难的特征之一。即患者在夜间入睡后因突然胸闷、气急而憋醒，被迫坐起，呼吸深快。轻者数分钟至数十分钟后症状逐渐缓解，重者可伴有咳嗽、咳白色泡沫痰、气喘、发绀、肺部哮鸣音，称为“心源性哮喘”。其发生机制包括：平卧位时回心血量增加，肺淤血加重；横膈抬高，肺活量减少；夜间迷走神经张力增高，小支气管收缩等。

3.端坐呼吸：为严重肺淤血的表现，即静息状态下患者仍觉呼吸困难，不能平卧。依病情轻重依次可表现为被迫采取高枕卧位、半坐卧位、端坐位，甚至需双下肢下垂。

【护理评估】

1.病史评估呼吸困难发生的缓急、时间、特点、严重程度，能否平卧，夜间有无憋醒，何种方法可使呼吸困难减轻，是否有咳嗽、咳痰、乏力等伴随症状，痰液的性状和量。对日常生活和活动耐力的影响，大小便是否正常，患者是否有精神紧张、焦虑不安甚至悲观绝望。

2.身体评估包括呼吸频率、节律、深度，脉搏，血压，意识状况，体位，面容与表情，皮肤黏膜有无发绀。双肺是否可闻及湿啰音或哮鸣音，音的分布是否可随体位而改变。心脏有无扩大，心率、心律、心音的改变，有无奔马律。

3.实验室及其他检查评估血氧饱和度（$SaO_2$）和血气分析结果，判断患者缺氧程度及酸碱平衡状况。X线胸片有助于判断肺淤血、肺水肿或肺部感染的严重程度，有无胸腔积液或心包积液。

【护理措施及依据】

1.气体交换障碍

（1）休息与体位：患者有明显呼吸困难时应卧床休息，以减轻心脏负荷，利于心功能恢复。劳力性呼吸困难者，应减少活动量，以不引起症状为度。对夜间阵发性呼吸困难者，应给予高枕卧位或半卧位，加强夜间巡视。对端坐呼吸者，可使用床上小桌，让患者扶桌休息，必要时双腿下垂。注意患者体位的舒适与安全，可用枕或软垫支托肩、臂、骶、膝部，以避免受压，必要时加用床栏防止坠床。应保持病室安静、整洁，利于患者休息，适当开窗通风，每次15～30分钟，但注意不要让风直接对着患者。患者应衣着宽松，盖被轻软，以减轻憋闷感。

（2）氧疗：对于有低氧血症者，纠正缺氧对保护心脏功能，减少缺氧性器官功能损害有重要的意义。氧疗方法包括鼻导管吸氧、面罩吸氧、无创正压通气吸氧等。

（3）控制液体入量：患者24小时内液体入量控制在1500 mL内为宜。

（4）心理护理：呼吸困难患者常因影响日常生活及睡眠而心情烦躁、痛苦、焦虑。

应与家属一起安慰鼓励患者，帮助树立战胜疾病的信心，稳定患者情绪，以降低交感神经兴奋性，有利于减轻呼吸困难。

（5）病情监测：密切观察呼吸困难有无改善，发绀是否减轻，听诊肺部湿啰音是否减少，监测$SaO_2$、血气分析结果是否正常等。若病情加重或$SaO_2$降低到94%以下，立即报告医生。

2.活动无耐力

（1）评估活动耐力：评估患者心功能状态，判断活动受限程度。了解患者过去和现在的活动形态，确定既往活动的类型、强度、持续时间和耐受力，判断患者恢复以往活动形态的潜力。

（2）制订活动目标和计划：与患者及家属一起确定活动量和持续时间，循序渐进增加活动量。患者可遵循卧床休息→床边活动→病室内活动→病室外活动→上下楼梯的活动步骤。根据患者身体状况和活动时的反应，确定活动的强度、持续时间和频度。当患者活动耐力有所增加时适当给予鼓励，增强患者信心。

（3）监测活动过程中反应：若患者活动中出现明显心前区不适、呼吸困难、头晕眼花、面色苍白、极度疲乏时，应停止活动，就地休息。若休息后症状仍不缓解应报告医生，协助处理。

（4）协助和指导患者生活自理：患者卧床期间加强生活护理，包括饮食护理，皮肤与口腔护理等。进行床上主动或被动的肢体活动，以保持肌张力，预防下肢静脉血栓形成。在活动耐力可及的范围内，鼓励患者尽可能生活自理。教育家属对患者生活自理给予理解和支持，避免患者养成过分依赖的习惯。护士还应为患者的自理活动提供方便和指导：抬高床头，使患者容易坐起；利用床上小桌，让患者可以坐在床上就餐；指导患者使用病房中的辅助设备如床栏杆、椅背、扶手等，以节省体力和保证安全；将经常使用的物品放在患者容易取放的位置；教给患者保存体力、减少氧耗的技巧，如以均衡的速度进行自理活动或其他活动，在较长活动中穿插休息，有些自理活动如刷牙、洗脸等可坐着进行。

（5）出院指导：出院前根据患者病情及居家生活条件如居住的楼层、卫生设备条件以及家庭支持能力等进行活动指导；指导患者在职业、家庭、社会关系等方面进行必要的角色调整。

【评价】

1.患者呼吸困难减轻或消失，夜间能平卧入睡，发绀消失，肺部无音，血氧饱和度和血气分析恢复正常。

2.能根据自身耐受能力，完成活动计划，主诉活动耐力增加，活动时无明显不适且心率、血压正常。

二、心源性水肿

心源性水肿指心血管病引起的水肿。最常见的病因是右心衰竭。

其发生机制主要是：

1.有效循环血量不足，肾血流量减少，肾小球滤过率降低，继发性醛固酮分泌增多，水钠潴留。

2.体循环静脉压增高，毛细血管静水压增高，组织液回吸收减少。

3.淤血性肝硬化导致蛋白质合成减少、胃肠道淤血导致食欲下降及消化吸收功能下降，继发低蛋白血症，血浆胶体渗透压下降。心源性水肿的特点是下垂性、凹陷性水肿，常见于卧床患者的腰骶部、会阴或阴囊，非卧床患者的足踝、胫前。重者可延及全身，甚至出现胸腔积液、腹水。此外，患者还可伴有尿量减少、近期体重增加等。心源性水肿的护理详见“慢性心力衰竭”的有关护理措施。

三、胸痛

多种循环系统疾病可导致胸痛（chestpain），常见病因包括各种类型的心绞痛、急性心肌梗死、梗阻性肥厚型心肌病、急性主动脉夹层、急性心包炎、心血管神经症等。

四、心悸

心悸（palpitation）是一种自觉心脏跳动的不适感。常见的病因有：心律失常，如心动过速、心动过缓、前期收缩、心房扑动或颤动等；心脏搏动增强，如各种器质性心血管病（如二尖瓣、主动脉瓣关闭不全）及全身性疾病（如甲状腺功能亢进、贫血）；心血管神经症。此外，生理性因素如健康人剧烈运动、精神紧张或情绪激动、过量吸烟、饮酒、饮浓茶或咖啡，应用某些药物如肾上腺素、阿托品、氨茶碱等可引起心率加快、心肌收缩力增强而致心悸。心悸严重程度并不一定与病情成正比。初次突发的心律失常，心悸多较明显；慢性心律失常者，因逐渐适应可无明显心悸；紧张、焦虑及注意力集中时心悸更明显。心悸一般无危险性，但少数由严重心律失常所致者可发生猝死，因此需要对其原因和潜在危险性作出判断。心悸的护理见心律失常等有关章节。

五、心源性晕厥

心源性晕厥系因心排血量骤减、中断或严重低血压而引起脑供血骤然减少或停止而出现的短暂意识丧失，常伴有肌张力丧失而跌倒的临床征象。近乎晕厥指一过性黑蒙，肌张力降低或丧失，但不伴意识丧失。一般心脏供血暂停3秒以上即可发生近乎晕厥；5秒以上可发生晕厥；超过10秒可出现抽搐，称阿-斯综合征。心源性晕厥的常见病因包括严重心律失常（如病窦综合征、房室传导阻滞、室性心动过速）和器质性心脏病（如严重主动脉瓣狭窄、梗阻性肥厚型心肌病、急性心肌梗死、急性主动脉夹层、心脏压塞、左房黏液瘤）。晕厥发作时先兆症状常不明显，持续时间甚短。大部分晕厥患者预后良好，反复发作的晕厥系病情严重和危险的征兆。心源性晕厥的护理见心律失常等有关章节。

## 第三节　心力衰竭

心力衰竭简称心衰，是由于心脏结构或功能异常导致心室充盈和（或）射血能力受损而引起的一组临床综合征，其主要临床表现是呼吸困难、乏力和液体潴留。根据心衰发生的时间、速度、严重程度可分为慢性心衰和急性心衰，以慢性居多。在原有慢性心脏疾病基础上逐渐出现心衰症状体征的为慢性心衰，症状体征稳定1个月以上称为稳定性心衰。按心衰发生的部位可分为左心衰、右心衰和全心衰；按生理功能分为收缩性心力衰竭和舒张性心力衰竭。

一、慢性心力衰竭

慢性心力衰竭是心血管疾病的终末期表现和最主要死亡原因，是21世纪心血管领域的两大挑战之一。据我国2003年的抽样调查，成人心衰患病率为0.9%；发达国家心衰患病率为1%～2%。随着年龄的增加，心衰患病率迅速增加，70岁以上人群患病率上升至10%以上。在我国，引起慢性心衰的病因以冠心病居首，其次为高血压，而风湿性心脏瓣膜病比例则下降。

【病因】

1.基本病因

（1）原发性心肌损害：包括缺血性心肌损害如冠心病心肌缺血或心肌梗死；心肌炎和心肌病：心肌代谢障碍性疾病以糖尿病心肌病最常见，其他如继发于甲状腺功能亢进或减低的心肌病、心肌淀粉样变性等。

（2）心脏负荷过重

1）压力负荷（后负荷）过重：见于高血压、主动脉瓣狭窄、肺动脉高压、肺动脉瓣狭窄等左、右心室收缩期射血阻力增加的疾病。

2）容量负荷（前负荷）过重：见于瓣膜关闭不全等引起的血液反流；先天性心脏病如间隔缺损、动脉导管未闭等引起的血液分流。此外，伴有全身循环血量增多的疾病如慢性贫血、甲状腺功能亢进症、围生期心肌病等。

2.诱因有基础心脏病的患者，其心力衰竭症状常由一些增加心脏负荷的因素所诱发。

（1）感染：呼吸道感染是最常见、最重要的诱因，感染性心内膜炎也不少见。

（2）心律失常：心房颤动是诱发心力衰竭的重要因素。其他各种类型的快速性心律失常以及严重的缓慢性心律失常亦可诱发心力衰竭。

（3）生理或心理压力过大：如过度劳累、剧烈运动、情绪激动、精神过于紧张等。

（4）妊娠和分娩：妊娠和分娩可加重心脏负荷，诱发心力衰竭。

（5）血容量增加：如钠盐摄入过多，输液或输血过快、过多。

（6）其他：治疗不当（如不恰当停用利尿药物）、风湿性心脏病出现风湿活动等。

【病理生理】

心力衰竭时的病理生理改变十分复杂，当基础心脏病损及心功能时，机体首先发生多种代偿机制，促使心功能在一定时间内维持在相对正常的水平，但也有其负性效应。随着病情进展，尤其是在某些诱因作用下进入失代偿期。

1.代偿机制　当心肌收缩力受损和（或）心室超负荷血流动力学因素存在时，机体通过以下代偿机制使心功能在短期内维持相对正常的水平。

（1）Frank-Starling机制：即增加心脏前负荷使回心血量增多，心室舒张末期容积增加，从而增加心排血量及心脏做功量。但同时也导致心室舒张区压力增高，心房压、静脉压随之升高。当左心室舒张末压＞18 mmHg时，出现肺充血的症状和体征；

若心排血指数<2.2L/(min·$m^2$)时，出现低心排血量的症状和体征。

(2)神经体液机制

1)交感神经兴奋性增强：心力衰竭患者血中去甲肾上腺素水平升高，作用于心肌$\beta_1$受体，增强心肌收缩力并提高心率，以增加心排血量。但同时外周血管收缩，心脏后负荷增加，心率加快，使心肌耗氧量增加。去甲肾上腺素对心肌有直接毒性作用，可促使心肌细胞凋亡，参与心脏重塑过程。此外，交感神经兴奋还可使心肌应激性增强而有促心律失常作用。

2)肾素-血管紧张素-醛固酮系统(RAAS)激活：心排血量降低，肾血流量随之减少，RAAS被激活。①使心肌收缩力增强，周围血管收缩以维持血压，调节血液再分配，保证心、脑等重要脏器的血供；②继发性醛固酮分泌增加，使水、钠潴留，以增加有效循环血量及回心血量，对心力衰竭起到代偿作用。但同时RAAS激活促进心脏和血管重塑，加重心肌损伤和心功能恶化。

(3)心肌肥厚：当心脏后负荷增高时，常以心肌肥厚作为主要的代偿机制。心肌肥厚以心肌细胞肥大、心肌纤维化为主，心肌细胞数量并不增多，细胞核和线粒体的增大、增多均落后于心肌的纤维化，致心肌供能不足，继续发展终至心肌细胞死亡。心肌肥厚心肌收缩力增强，克服后负荷阻力，使心排血量在相当长时间内维持正常，但心肌顺应性差，舒张功能降低，心室舒张末压增高。

2.心室重塑　在心脏功能受损，心腔扩大、心肌肥厚的代偿过程中，心肌细胞胞外基质、胶原纤维网等均发生相应变化，即心室重塑的过程，是心衰发生发展的基本病理机制。除因为代偿能力有限、代偿机制的负面影响外，心肌细胞的能量供应不足及利用障碍导致心肌细胞坏死、纤维化也是失代偿发生的一个重要因素。心肌细胞减少使心肌整体收缩力下降，纤维化的增加又使心室顺应性下降，重塑更趋明显，心肌收缩力不能发挥其应有的射血效应，形成恶性循环，最终导致不可逆转的终末阶段。

3.舒张功能不全　心脏舒张功能不全的机制大体上分为两大类：一是能量供应不足时钙离子回摄入肌浆网及泵出胞外的耗能过程受损，导致主动舒张功能障碍。如冠心病明显缺血时，在出现收缩功能障碍前即可出现舒张功能障碍。二是心室肌顺应性减退及充盈障碍，主要见于心室肥厚如高血压及肥厚型心肌病，心室充盈压明显增高，当左心室舒张末压过高时，肺循环出现高压和淤血，即舒张性心功能不全。此时心肌的收缩功能尚可保持，心室射血分数正常，故又称左心室射血分数正常的心力衰竭。

4.体液因子的改变　心力衰竭时可引起一系列复杂的神经体液变化，除上述两个主要神经内分泌系统的代偿机制外，另有多种体液因子参与心血管系统调节，并在心肌和血管重塑中起重要作用。

（1）利钠肽类：包括心钠肽（ANP）、脑钠肽（BNP）和C型利钠肽（CNP）。ANP主要由心房分泌，心室肌也有少量表达，心房压力增高时释放，其生理作用是扩张血管和利尿排钠，对抗水钠潴留效应。BNP主要由心室肌细胞分泌，生理作用与ANP相似但较弱，BNP水平随心室壁张力而变化并对心室充盈压具有负反馈调节作用。CNP主要位于血管系统内，生理作用尚不明确，可能参与或协同RAAS的调节作用。心衰时心室壁张力增加，BNP及ANP分泌明显增加，其增高程度与心衰的严重程度呈正相关，可作为评定心衰进程和判断预后的指标。

（2）精氨酸加压素（AVP）：由垂体分泌，具有抗利尿和促周围血管收缩作用。AVP的释放受心房牵张感受器调控。心衰时心房牵张感受器敏感性下降，不能抑制AVP释放而使血浆AVP水平升高。AVP可引起全身血管收缩，减少游离水清除，致水潴留增加，同时增加心脏前后负荷。

（3）内皮素（endothelin）：是由血管内皮细胞释放的强效血管收缩肽。心衰时，血浆内皮素水平升高，其水平直接与肺动脉压特别是肺血管阻力与全身血管阻力的比值相关。内皮素还可导致细胞肥大增生，参与心脏重塑过程。

（4）细胞因子：转化生长因子-β、炎性细胞因子、肿瘤坏死因子-α等均可能参与慢性心衰的病理生理过程。

【临床表现】

1.左心衰竭以肺循环淤血和心排血量降低为主要表现。

（1）症状

1）呼吸困难：程度不同的呼吸困难是左心衰竭最主要的症状。可表现为劳力性呼吸困难、夜间阵发性呼吸困难或端坐呼吸。

2）咳嗽、咳痰和咯血：咳嗽、咳痰是肺泡和支气管黏膜淤血所致。开始常于夜间发生，坐位或立位时咳嗽可减轻或消失。白色浆液性泡沫状痰为其特点，偶可见痰中带血丝。长期慢性肺淤血，肺静脉压力升高，导致肺循环和支气管血液循环之间在支气管黏膜下形成侧支，血管一旦破裂可引起咯血。

3）疲倦、乏力、头晕、心悸：主要是由于心排血量降低，器官、组织血液灌注不足及代偿性心率加快所致。

4）少尿及肾功能损害：左肾衰竭致肾血流量减少，可出现少尿。长期慢性的肾血流量减少导致血尿素氮、肌酐升高并可有肾功能不全的症状。

（2）体征

1）肺部湿啰音：由于肺毛细血管压增高，液体渗出至肺泡而出现湿性啰音。随着病情加重，肺部啰音可从局限于肺底部直至全肺。

2）心脏体征：除基础心脏病的体征外，一般均有心脏扩大（单纯舒张性心衰除外）及相对性二尖瓣关闭不全的杂音、肺动脉瓣区第二心音亢进及舒张期奔马律。

2.右心衰竭以体循环淤血为主要表现。

（1）症状

1）消化道症状：胃肠道及肝淤血引起腹胀、食欲缺乏、恶心、呕吐等，是右心衰最常见的症状。

2）呼吸困难：继发于左心衰的右心衰呼吸困难已存在。单纯性右心衰为分流性先天性心脏病或肺部疾病所致，也有明显的呼吸困难。

（2）体征

1）水肿：其特征为对称性、下垂性、凹陷性水肿，重者可延及全身。可伴有胸腔积液，以双侧多见，若为单侧则以右侧更多见。

2）颈静脉征：颈静脉充盈、怒张是右心衰的主要体征，肝—颈静脉反流征阳性则更具特征性。

3）肝脏体征：肝脏常因淤血而肿大，伴压痛。持续慢性右心衰可致心源性肝硬化，晚期可出现肝功能受损、黄疸及腹水。

4）心脏体征：除基础心脏病的相应体征外，右心衰时可因右心室显著扩大而出现三尖瓣关闭不全的反流性杂音。

3.全心衰竭右心衰继发于左心衰而形成全心衰竭，右心衰时右心排血量减少，因此呼吸困难等肺淤血症状反而有所减轻。扩张型心肌病等表现为左、右心室衰竭者，左心衰的表现以心排血量减少的相关症状体征为主，肺淤血症状往往不严重。

【护理措施及依据】

1.气体交换障碍

（1）参见本章心源性呼吸困难“气体交换障碍”的护理措施。

（2）氧疗：仅用于存在低氧血症时，根据缺氧程度调节氧流量，使患者$SaO_2 \geqslant 95\%$。

（3）用药护理

1）血管紧张肽转化酶抑制药：其主要不良反应包括干咳、低血压和头晕、肾损害、高钾血症、血管神经性水肿等。在用药期间需监测血压，避免体位的突然改变，监测血钾水平和肾功能。若患者出现不能耐受的咳嗽或血管神经性水肿应停止用药。

2）β受体阻断药：主要不良反应有液体潴留（可表现为体重增加）和心衰恶化心动过缓和低血压等，应注意监测心率和血压，当患者心率低于50次/分或低血压时应停止用药并及时报告医生。

（4）心理护理：焦虑、抑郁和孤独在心衰恶化中发挥重要作用，心理疏导可改善心功能，必要时请心理科会诊，酌情应用抗焦虑或抗抑郁药物。

2.体液过多

（1）体位：有明显呼吸困难者给予高枕卧位或半卧位；端坐呼吸者可使用床上小桌，让患者扶桌休息，必要时双腿下垂。伴胸腔积液或腹水者宜采取半卧位。下肢水肿者如无明显呼吸困难，可抬高下肢，以利于静脉回流，增加回心血量，从而增加肾血流量，提高肾小球滤过率，促进水钠排出。注意患者体位的舒适与安全，必要时加用床栏防止坠床。

（2）饮食护理：给予低盐、低脂、易消化饮食，少量多餐，伴低蛋白血症者可静脉补充白蛋白。钠摄入量＜2g/d。告诉患者及家属低盐饮食的重要性并督促执行。限制含钠量高的食品如腌或熏制品、香肠、罐头食品、海产品、苏打饼干等。注意烹饪技巧，可用糖、代糖、醋等调味品以增进食欲。心衰伴营养不良风险者应给予营养支持。

（3）控制液体入量：严重心衰患者液体量限制在1.5~2.0L/d，有利于减轻症状和充血。避免输注氯化钠溶液。

（4）使用利尿药的护理：遵医嘱正确使用利尿药，注意药物不良反应的观察和预防。如髓袢利尿药和噻嗪类利尿药最主要的不良反应是低钾血症，从而诱发心律失常或洋地黄中毒，故应监测血钾。患者出现低钾血症时常表现为乏力、腹胀、肠鸣音减弱、心电图U波增高等。服用排钾利尿药时多补充含钾丰富的食物，如鲜汁、西红柿汁、柑橘、香蕉、枣、杏、无花果、马铃薯、深色蔬菜等，必要时遵医嘱补充钾盐。

口服补钾宜在饭后，以减轻胃肠道不适。外周静脉补钾时每500 mL液体中KCL含量不宜超过1.5 g。噻嗪类的其他不良反应有胃部不适、呕吐、腹泻、高血糖、高尿酸血症等。氨苯蝶啶的不良反应有胃肠道反应、嗜睡、乏力、皮疹，长期用药可产生高钾血症，尤其是伴肾功能减退时，少尿或无尿者应慎用。螺内酯的不良反应有嗜睡、运动失调、男性乳房发育、面部多毛等，肾功能不全及高钾血症者禁用。另外，非紧急情况下，利尿药的应用时间选择早晨或日间为宜，避免夜间排尿过频而影响患者的休息。

（5）病情监测：每天在同一时间、着同类服装、用同一体重计测量体重，时间安排在患者晨起排尿后、早餐前最适宜。准确记录24小时液体出入量，若患者尿量＜30 mL/h，应报告医生。有腹水者应每天测量腹围。

（6）保护皮肤：保持床褥清洁、柔软、平整、干燥，严重水肿者可使用气垫床。定时协助或指导患者变换体位，膝部及踝部、足跟处可垫软枕以减轻局部压力。使用便盆时动作轻巧，勿强行推、拉，防止擦伤皮肤。嘱患者穿柔软、宽松的衣服。用热水袋保暖时水温不宜太高，防止烫伤。心衰患者常因呼吸困难而被迫采取半卧位或端坐位，最易发生压疮的部位是骶尾部，可用减压敷料保护局部皮肤，并保持会阴部清洁干燥。

3.活动无耐力

（1）制订活动计划：告诉患者运动训练的治疗作用，鼓励患者体力活动（心衰症状急性加重期或怀疑心肌炎的患者除外），督促其坚持动静结合，循序渐进增加活动量。可根据心功能分级安排活动量。心功能Ⅳ级：Ⅳb级患者卧床休息，日常生活由他人照顾。但长期卧床易致静脉血栓形成甚至肺栓塞，因此患者卧床期间应进行被动或主动运动，如四肢的屈伸运动、翻身、踝泵运动，每天温水泡脚，以促进血液循环；Ⅳa级的患者可下床站立或室内缓步行走，在协助下生活自理，以不引起症状加重为度。心功能Ⅲ级：严格限制一般的体力活动，鼓励患者日常生活自理每天下床行走；心功能Ⅱ级：适当限制体力活动，增加午睡时间，不影响轻体力劳动或家务劳动，鼓励适当运动：心功能Ⅰ级：不限制一般体力活动，建议参加体育锻炼，但应避免剧烈运动。6分钟步行试验也可以作为制订个体运动量的重要依据。

（2）活动过程中监测：若患者活动中有呼吸困难、胸痛、心悸、头晕、疲劳大汗、面色苍白、低血压等情况时应停止活动。如患者经休息后症状仍持续不缓解，应及时通知医生。ACC/AHA指出，运动治疗中需要进行心电监护的指征包括：LVEF＜30％；安静或运动时出现室性心律失常；运动时收缩压降低；心脏性猝死、心肌梗死、心源性休克的幸存者等。

4.潜在并发症：洋地黄中毒

（1）预防洋地黄中毒：①洋地黄用量个体差异很大，老年人、心肌缺血缺氧、重度心衰、低钾低镁血症、肾功能减退等情况对洋地黄较敏感，使用时应严密观察患者用药后反应。②与奎尼丁、胺碘酮、维拉帕米、阿司匹林等药物合用，可增加中毒机会，在给药前应询问评估是否使用了以上药物。③必要时监测血清地高辛浓度。④严格按时按医嘱给药，用毛花苷C或毒毛花苷K时务必稀释后缓慢（10～15分钟）静注，并同时监测心率、心律及心电图变化。

（2）观察洋地黄中毒表现：洋地黄中毒最重要的反应是各类心律失常，最常见者为室性期前收缩，多呈二联律或三联律，其他如房性期前收缩、心房颤动、房室传导阻滞等。胃肠道反应如食欲下降、恶心、呕吐和神经系统症状如头痛、倦怠、视力模糊、黄视、绿视等，在用维持量法给药时相对少见。

（3）洋地黄中毒的处理：①立即停用洋地黄。②低血钾者可口服或静脉补钾，停用排钾利尿药。③纠正心律失常：快速性心律失常可用利多卡因或苯妥英钠，一般禁用电复律，因易致心室颤动；有传导阻滞及缓慢性心律失常者可用阿托品静注或安置临时心脏起搏器。

【评价】

1.患者呼吸困难减轻或消失，发绀消失，肺部啰音减少或消失，血气分析指标恢复正常。

2.能说出低盐饮食的重要性和服用利尿药的注意事项，水肿、腹水减轻或消失皮肤无破损，未发生压疮。

3.疲乏、气急、虚弱感消失，活动时无不适感，活动耐力增加。

4.未发生洋地黄中毒。

【其他护理诊断/问题】

1.有皮肤完整性受损的危险与长期卧床或强迫体位、水肿、营养不良有关。

2.焦虑与慢性病程、病情反复发作呈加重趋势、担心疾病预后有关。

3.营养失调：低于机体需要量与长期食欲下降有关。

【健康指导】

1.疾病预防指导对心衰高危阶段的A期即应强调积极干预各种高危因素，包括控制血压、血糖、血脂，积极治疗原发病。避免可增加心力衰竭危险的行为，如吸烟、饮酒。避免各种诱发因素，如感染（尤其是呼吸道感染）、过度劳累、情绪激动、输液过快过多等。育龄妇女应在医师指导下决定是否可以妊娠与自然分娩。

2.疾病知识指导饮食宜低盐低脂、易消化、富营养，每餐不宜过饱。肥胖者应控制体重，消瘦者应增强营养支持。运动锻炼可以减少神经激素系统的激活和延缓心室重塑的进程，对减缓心力衰竭患者自然病程有利，是一种能改善患者临床状态的辅助治疗手段。所有稳定性慢性心力衰竭并且还能够参加体力适应计划者，都应当考虑运动锻炼。运动前应进行医学与运动评估，根据心肺运动试验制订个体化运动处方，运动方式以有氧运动为主，抗阻运动可作为有氧运动的有效补充。运动过程中应做好监测，随时调整运动量。

3.用药指导与病情监测坚持遵医嘱服药，告知患者药物的名称、剂量、用法、作用与不良反应。掌握自我调整基本治疗药物的方法：每天测量体重，若3天内体重增加2kg以上，应考虑已有水钠潴留（隐性水肿），需要利尿或加大利尿药剂量。根据心率和血压调整β受体阻断药、ACEI或ARB的剂量。患者一般12个月随访1次，病情加重时（如疲乏加重、水肿再现或加重、静息心率增加≥15~20次/分、活动后气急加重等）及时就诊。

4.照顾者指导教育家属给予患者积极的支持，帮助树立战胜疾病的信心，保持情绪稳定，积极配合治疗。必要时教会主要照顾者掌握CPR技术。

【预后】

以下参数有助于判断心衰预后：LVEF降低、NYHA分级恶化、低钠血症、运动峰耗氧量减少、心电图QRS增宽、慢性低血压、静息心动过速、肾功能不全、不能耐受常规治疗、难治性容量超负荷、BNP显著升高或居高不下等，均预示再住院和死亡风险增加。

二、急性心力衰竭

急性心力衰竭是指心衰的症状和体征急性发作或急性加重的一种临床综合征。可表现为心脏急性病变导致的新发心衰或慢性心衰急性失代偿。临床上以急性左心衰竭较为常见，多表现为急性肺水肿或心源性休克，是严重的急危重症，抢救是否及时、合理与预后密切相关，本节将重点讨论。

【病因与发病机制】

1.病因常见病因包括：慢性心衰急性加重；急性心肌坏死和（或）损伤，如广泛心肌梗死、重症心肌炎；急性血流动力学障碍。急性心衰的诱发因素包括：快速性心律失常或严重心动过缓；急性冠状动脉综合征伴机械性并发症，如室间隔穿孔、二尖瓣腱索断裂；高血压危象；心脏压塞；围生期心肌病；感染等。

2.发病机制心脏收缩力突然严重减弱，或左室瓣膜急性反流，心排血量急剧减少，左室舒张末压迅速升高，肺静脉回流不畅，导致肺静脉压快速升高，肺毛细血管压随之升高使血管内液体渗入到肺间质和肺泡内，形成急性肺水肿。肺水肿早期可因交感神经激活，血压升高，但随病情持续进展，血压将逐步下降。

【临床表现】

突发严重呼吸困难，呼吸频率可达30～50次/分，端坐呼吸，频繁咳嗽，咳粉红色泡沫痰，有窒息感而极度烦躁不安、恐惧。面色灰白或发绀，大汗，皮肤湿冷，尿量显著减少。肺水肿早期血压可一过性升高，如不能及时纠正，血压可持续下降直至休克。听诊两肺满布湿啰音和哮鸣音，心率快，心尖部可闻及舒张期奔马律，肺动脉瓣第二心音亢进。

【诊断要点】

根据患者典型的症状和体征，如突发极度呼吸困难、咳粉红色泡沫痰、两肺满布湿啰音等，一般不难作出诊断。

【抢救配合与护理】

1.体位立即协助患者取坐位，双腿下垂，以减少静脉回流，减轻心脏负荷。患者常烦躁不安，需注意安全，谨防跌倒受伤。

2.氧疗适用于有低氧血症的患者，应通过氧疗将血氧饱和度维持在＞95%。首先应保证有开放的气道，立即给鼻导管吸氧，根据血气分析结果调整流量；面罩吸氧适用于伴呼吸性碱中毒者。病情严重者应采用面罩呼吸机持续加压（CPAP）或双水平气道正压（BiPAP）给氧。

3.迅速开放两条静脉通道，遵医嘱正确使用药物，观察疗效与不良反应

（1）吗啡：吗啡3～5mg静注可使患者镇静，减少躁动，同时扩张小血管而减轻心脏负荷。必要时每间隔15分钟重复应用1次，共2～3次。老年患者应减量或改为肌

注。观察患者有无呼吸抑制或心动过缓、血压下降等不良反应。呼吸衰竭、昏迷严重休克者禁用。

（2）快速利尿药：呋塞米20～40mg静注，4小时后可重复1次。可迅速利尿，有效降低心脏前负荷。

（3）血管扩张药：可选用硝普钠、硝酸甘油静滴，严格按医嘱定时监测血压用输液泵控制滴速，根据血压调整剂量，维持收缩压在90～100mmHg。

1）硝普钠：为动、静脉血管扩张药。一般从小剂量0.3μg/（kg・min）开始，酌情逐渐增加剂量至5μg/（kg・min）。硝普钠见光易分解，应现配现用，避光滴注，药物保存和连续使用不宜超过24小时。硝普钠的代谢产物含氰化物，通常疗程不要超过72小时。

2）硝酸甘油：扩张小静脉，降低回心血量。一般从10μg/min开始，每10分钟调整1次，每次增加5～10ug。

3）重组人脑钠肽：新活素或奈西立肽，属内源性激素物质，具有扩张静脉和动脉、利尿、抑制RAAS和交感神经作用。疗程一般3天。

（4）正性肌力药物

1）洋地黄制剂：尤其适用于快速心房颤动或已知有心脏增大伴左心室收缩功能不全的患者。可用毛花苷C稀释后静注，首剂0.4～0.8mg，2小时后可酌情再给0.2～0.4mg。

2）非洋地黄类：多巴胺、多巴酚丁胺、米力农、左西孟旦等，适用于低心排血量综合征，可缓解组织低灌注所致的症状，保证重要脏器血液供应。

（5）氨茶碱：适用于伴支气管痉挛的患者。

4.非药物治疗主动脉内球囊反搏（IABP）可用于冠心病急性左心衰竭患者，可有效改善心肌灌注，降低心肌耗氧量和增加心排血量。其他包括血液净化治疗、心室机械辅助装置等。

5.出入量管理：每天摄入液体量一般宜在1500ml以内，不超过2000ml。保持每天出入量负平衡约500ml，严重肺水肿者水负平衡为1000～2000ml/d，其中可达3000～5000ml/d，以减少水钠潴留，缓解症状。如肺淤血、水肿明显消退，应减少水负平衡量，逐步过渡到出入量大体平衡。在负平衡下应注意防止低血容量、低血钾和低血钠等。

6.病情监测严密监测血压、呼吸、血氧饱和度、心率、心电图，检查血电解质、血气分析等。观察患者意识、精神状态，皮肤颜色、温度及出汗情况，肺部啰音或哮鸣音的变化，记出入量。对安置漂浮导管者，严密监测血流动力学指标的变化，严格交接班。

7.心理护理恐惧或焦虑可导致交感神经系统兴奋性增高，使呼吸困难加重。医护人员在抢救时必须保持镇静、操作熟练、忙而不乱，使患者产生信任与安全感。避免在患者面前讨论病情，以减少误解。必要时可留一亲属陪伴患者，护士应与患者及家属保持密切接触，提供情感支持。

8.做好基础护理与日常生活护理。

【健康指导】

向患者及家属介绍急性心力衰竭的病因，指导其继续针对基本病因和诱因进行治疗。在静脉输液前应主动向医护人员说明病情，便于在输液时控制输液量及速度。

## 第四节　心搏骤停与心源性猝死

心搏骤停（SCA）指心脏射血功能突然终止。心脏停发生后，由于脑血流突然中断，10秒左右患者即可出现意识丧失。如能及时救治，患者可以存活，否则将导致生物学死亡，自发逆转者少见。心搏骤停常为心脏猝死的直接原因。

心脏性猝死（SCD）指急性症状发作后1小时内发生的以意识骤然丧失为特征，由心脏原因引起的生物学死亡。心搏骤停与心脏性猝死的区别在于前者通过紧急治疗有逆转的可能性，而后者是生物学功能不可逆转的停止。

【病因与发病机制】

绝大多数心脏性猝死发生在有器质性心脏病的患者，其中以冠心病最常见，尤其是心肌梗死。心肌梗死后左室射血分数降低是心脏性猝死的主要预测因素，频发性与复杂性室性期前收缩亦可预示心肌梗死存活者发生猝死的危险。各种心肌病引起的心脏性猝死约占5%～15%，是冠心病易患年龄前（<35岁）心脏性猝死的主要原因。

心脏性猝死主要为致命性快速心律失常所致，如室扑、室颤和室速，其次为严重缓慢心律失常和心室停顿，较少见的是无脉性电活动。非心律失常性心脏性猝死所占比例较少，常由心脏破裂、心脏流入和流出道的急性阻塞、急性心脏压塞等所致。

【临床表现】

心脏性猝死的临床经过可分为前驱期、终末事件期、心搏骤停、生物学死亡4个时期。不同患者各期表现有明显差异。

1.前驱期在猝死前数天至数月，有些患者可出现胸痛、气促、疲乏、心悸等非特异性症状，亦可无前驱表现。

2.终末事件期指心血管状态出现急剧变化到心搏骤停发生前的一段时间，自瞬间至持续1小时不等。典型表现有严重胸痛、急性呼吸困难、突发心悸或晕厥等。

3.心搏骤停意识丧失为该期的特征。心搏骤停是临床死亡的标志，临床表现为：

（1）意识突然丧失或伴有短暂抽搐；

（2）呼吸断续，喘息，随后呼吸停止；

（3）皮肤苍白或明显发热瞳孔散大，大小便失禁；

（4）颈、股动脉搏动消失；

（5）心音消失。

4.生物学死亡从心搏骤停至发生生物学死亡时间的长短取决于原发病的性质以及心搏骤停至复苏开始的时间。心搏骤停发生后，大部分患者将在4~6分钟内开始发生不可逆脑损害，随后经数分钟过渡到生物学死亡。

【心搏骤停的处理】

心搏骤停的生存率很低，在5%~60%之间。抢救成功的关键是快速识别和启动急救系统，尽早进行心肺复苏（CPR）和复律治疗。心肺复苏又分为初级心肺复苏和高级心肺复苏。可按以下顺序进行：

1.识别心搏骤停　当发现无反应或突然倒地的患者时，首先观察其对刺激的反应如轻拍肩部并呼叫“你怎么样啦”，判断呼吸运动、大动脉有无搏动（10秒内完成），突发意识丧失，无呼吸或无正常呼吸（即仅有喘息），视为心脏停搏，呼救和立即开始CPR。

2.呼救　高声呼救，请求他人帮助。在不延缓实施心肺复苏的同时，应设法呼叫急救电话，启动急救系统。

3.初级心肺复苏　即基础生命支持（BLS）。主要措施包括胸外按压、开放气道、人工呼吸、除颤，前三者被简称为CAB三部曲。首先应保持正确的体位，患者躺在坚固的平面上，提倡同步分工合作的复苏方法。

（1）胸外按压：是建立人工循环的主要方法。成人在开放气道前先进行胸外按压。胸外按压通过增加胸膜腔内压和直接按压心脏产生一定的血流，配合人工呼吸可为心脏和脑等重要器官提供一定的含氧血液，为进一步复苏创造条件。胸外按压的正确部位是胸骨中下1/3处。用一只手的掌根部放在胸骨的下半部，另一手掌重叠放在这只手背上，手掌根部横轴与胸骨长轴确保方向一致，为保证每次按压后使胸廓充分回弹，施救者在按压间隙，手可以放在患者胸上，但是不能有任何力量。按压时肘关节伸直，依靠肩部和背部的力量垂直向下按压，成人使胸骨下压至少5cm，但应避免超过6cm，随后突然松弛，按压和放松的时间大致相等。按压频率在100~120次/分。胸外按压过程中应尽量减少中断直至自主循环恢复或复苏终止，中断尽量不超过10秒，除非特殊操作，如建立人工气道、除颤时。胸外按压的并发症主要有肋骨骨折、心包积血或心脏压塞、气胸、血胸、肺挫伤等，应遵循正确的操作方法，尽量避免其发生。

（2）开放气道：保持呼吸道通畅是成功复苏的重要一步。采用仰头抬颌法开放气道，即术者将一手置于患者前额加压使患者头后仰，另一手的食指、中指抬起下颌，使下耳尖、耳垂的连线与地面呈垂直，以畅通气道。迅速清除患者口中异物和呕吐物，必要时使用吸引器，取下活动性义齿。

（3）人工呼吸：开放气道后，先将耳朵贴近患者的口鼻附近，感觉和倾听有无呼吸，如确定呼吸停止，在确保气道通畅的同时，立即开始人工通气，气管内插管是建立人工通气的最好方法。当时间或条件不允许时，常采用口对口呼吸。术者一手的拇指、食指捏住患者鼻孔，吸一口气，用口把患者的口全部罩住，然后缓慢吹气，给予足够的潮气量产生可见的胸廓抬起，每次吹气应持续1秒以上。每30次胸外按压连续给予2次通气，通气频率为10～12分钟。但口对口呼吸是临时性抢救措施，应争取尽快气管内插管，以人工气囊挤压或人工呼吸机进行辅助呼吸与给氧，纠正低氧血症。

（4）除颤：室颤是心搏骤停常见和可以治疗的初始心律。不管是院外因室颤心搏骤停的患者还是监护中的室颤患者，迅速除颤是首选的治疗方法。对于室颤患者在倒下的3～5分钟内立即施行CPR和除颤，存活率最高。自动体外除颤仪（AED）除颤可作为基础生命支持的一部分，应先进行。当不能立即取得AED时，应立即进行CPR，并同时让人获取AED进行除颤。取AED，检查心律、室颤者，除颤1次后，立即继续5个周期的CPR（约2分钟）后分析心律，如有指征则再一次除颤。

4.高级心肺复苏即高级心血管生命支持（ACLS），是以基础生命支持为基础，应用辅助设备、特殊技术等建立更有效的通气和血液循环。主要措施有气管插管给氧、除颤、复律、起搏和药物治疗。在复苏过程中必须持续监测心电图、血压、血氧饱和度等，必要时进行有创血流动力学监测，如动脉血气分析、动脉压、肺动脉压等。

（1）气管插管与给氧：若患者自主呼吸没有恢复，应尽早行气管插管，以纠正低氧血症。院外患者常用简易球囊维持通气，医院内患者常用呼吸机，开始可给予100%浓度的氧气，然后根据血气分析结果进行调整。

（2）除颤、复律与起搏：心搏骤停时最常见的心律失常是室颤，因此迅速恢复有效的心律是复苏成功至关重要的一步。一旦心电监护显示为心室颤动或扑动，应立即除颤。对于单相波除颤，成人推荐电击能量360J，若无效可立即进行第2次和第3次除颤。此时应尽量改善通气和矫正血液生化指标的异常，以利重建稳定的心律。双相波除颤可选择150～200J能量，1次150J能量双向波除颤的有效性＞90%。对有症状的心动过缓患者，尤其是当高度房室传导阻滞发生在房室束以下时，则应施行起搏治疗。

（3）药物治疗：尽早开通静脉通道，给予急救药物。外周静脉通常选用肘正中静脉或颈外静脉，中心静脉可选用颈内静脉、锁骨下静脉和股静脉。

1）血管升压药：肾上腺素，作为拟交感类药，是CPR的首选药物。可用于电击无效的室颤、无脉性室速、无脉性电活动、心室停搏。若连续3次除颤无效提示预后不良，应继续胸外按压和人工通气，并常规给予肾上腺素1mg静注，再除颤1次如仍未成功，肾上腺素可每3～5分钟重复1次，可逐渐增加剂量至5mg，中间给予除颤。血管升压素与肾上腺素作用相同，也可作为一线药物，只推荐使用1次，40U静注。严重低血压时可用去甲肾上腺素、多巴胺、多巴酚丁胺。

2）抗心律失常药：①胺碘酮，2～3次使用肾上腺素后仍存在无脉性室速或室颤，在继续CPR的过程中可静脉给予抗心律失常药胺碘酮。用法：胺碘酮首次150mg缓慢静注（10分钟），可重复给药总量达500mg，随后先按1mg/min静滴，然后0.5mg/min持续静滴，每天总量可达2g，根据需要可维持数天。②利多卡因，没有胺碘酮时考虑使用。用法：利多卡因1～1.5mg/kg，3～5分钟内静注，若无效可每5～10分钟0.5～0.75mg/kg重复1次，总剂量达3mg/kg。③硫酸镁，适用于低镁血症、电击无效的室颤，低镁血症的室性心动过速，尖端扭转型室性心动过速，地高辛中毒。用法：硫酸镁1～2g，5%葡萄糖10ml稀释，静注，10～15分钟后可重复。④阿托品，适用于缓慢性心律失常、心室停搏、无脉性电活动。用法：阿托品1～2mg静注，每3～5分钟重复使用，最大总量（不超过）3mg。缓慢心律失常，有条件者及早施行起搏治疗。

3）纠正代谢性酸中毒药：5%碳酸氢钠，适用于心搏骤停或复苏时间过长者，或已存在代谢性酸中毒、高钾血症者。用法：初始剂量1mmol/kg，在持续心肺复苏过程中，每15分钟重复1/2量，最好根据动脉血气分析结果调整补给量。复苏过程中产生的代谢性酸中毒通过改善通气常可得到改善，不应过分积极补充碳酸氢钠。

【复苏后处理】

心肺复苏后的处理原则和措施包括维持有效的循环和呼吸功能，特别是脑灌注，预防再次心脏停搏，维持水、电解质和酸碱平衡，防治脑缺氧和脑水肿、急性肾损伤和继发感染等。同时做好心理护理，减轻患者恐惧，更好地配合治疗。

脑复苏是心肺复苏最后成功的关键。主要措施包括：①降温：复苏后的高代谢状态或其他原因引起的体温增高可导致脑组织氧供需关系明显失衡，从而加重脑损伤。应密切观察体温变化，积极采取降温退热措施。自主循环恢复后几分钟至几小时将体温降至32～34℃为宜，持续12～24小时。②脱水：可选用渗透性利尿药20%甘露醇或25%山梨醇快速静注，以减轻脑水肿；亦可联合使用呋塞米（首次20～40mg，必要时增加至100～200mg静注）、25%白蛋白（20～40ml）或地塞米松（5～10mg，每6～12小时静注），有助于避免或减轻渗透性利尿导致的"反跳现象"。③防治抽搐：应用冬眠药物，如双氢麦角碱0.6mg、异丙嗪50mg稀释于5%葡萄糖100mL中静滴，亦可用地西泮10mg静注。④高压氧治疗：通过增加血氧含量及弥散功能，提高脑组织氧分压，改善脑缺氧，降低颅内压，有条件者应尽早应用。⑤促进早期脑血流灌注：如抗凝来疏通微循环，钙通道阻滞剂解除脑血管痉挛。

【预后】

心搏骤停复苏成功的患者，及时评估左心室功能非常重要。和左心室功能正常患者相比，左心室功能减退的患者心搏骤停复发的可能性大，对抗心律失常药物的反应差，死亡率较高。

急性心肌梗死早期的原发性心室颤动是由非血流动力学异常引起，若经及时除颤易获复律成功。急性下壁心肌梗死并发的缓慢性心律失常或心室停搏所致的心搏骤停，预后良好。然而，急性广泛前壁心肌梗死并发房室或室内阻滞引起的心搏骤停多预后不良。继发于急性大面积心肌梗死及血流动力学异常的心搏骤停，即时死亡率高达59%~89%，心肺复苏不易成功。即使复苏成功，亦难以维持稳定的血流动力学状态。

## 第五节　心脏瓣膜病

心脏瓣膜病是由于炎症、黏液样变性、退行性改变、先天畸形、缺血性坏死、创伤等原因引起的单个或多个瓣膜结构（包括叶、环、腱索或乳头肌）的功能或结构异常，导致瓣膜口狭窄及（或）关闭不全的一类心脏病，其中以二尖瓣受累最为常见，其次是主动脉瓣。

心脏瓣膜病是临床上常见的心脏病之一。随着人口寿命的延长和动脉硬化的增加，钙化性主动脉瓣狭窄和瓣膜黏液样变性的发病率不断增加。如今，我国风湿性心脏瓣膜病随着生活和医疗水平的提高，人群患病率正有所下降，但仍然是最常见的心脏瓣膜病。

风湿性心脏瓣膜病简称风心病，是风湿热引起的风湿性心脏炎症过程所致的心瓣膜损害，主要累及40岁以下人群，临床上以二尖瓣最常受累，其次为主动脉瓣，有效控制和预防风湿热活动，是延缓病情进展和恶化的重要措施之一。随着我国老年化越来越严峻，老年退行性瓣膜病也受到极大的关注，其主要以主动脉瓣膜病变最为常见，其次是二尖瓣病变。

一、二尖瓣狭窄

二尖瓣狭窄最常见的致病原因是风湿热。急性风湿热后，至少需2年形成明显二尖瓣狭窄。2/3的患者为女性。约半数患者无急性风湿热史，但多有反复发生A组B溶血性链球菌咽峡炎或扁桃体炎史。单纯二尖瓣狭窄约占风心病的25%，二尖狭窄伴关闭不全占40%，主动脉常同时受累。

【病理解剖与病理生理】

二尖瓣狭窄的病理解剖改变可表现为瓣膜交界处粘连、瓣叶游离缘粘连、腱索粘连融合等，上述病变导致二尖瓣开放受限，瓣口面积减少，狭窄的膜呈漏斗状，瓣口常呈鱼口状。瓣叶钙化沉积有时可延展累及瓣环，使瓣环显著增厚。慢性二尖瓣狭窄可导致左心房扩大及左心房壁钙化。

二尖瓣狭窄的血流动力学异常系由于舒张期血流流入左心室受阻。正常成人二尖瓣口面积为4～6$cm^2$。当面积减少至1.5～2$cm^2$（轻度狭窄）时，左心房压力升高，左心房代偿性扩张及肥厚以增强收缩。当瓣口面积减少到1～1.5$cm^2$（中度狭窄）甚至减少至1$cm^2$以下（重度狭窄）时，左房压力开始升高，使肺静脉和肺毛细血管压力相继增高，导致肺顺应性降低，临床上出现劳力性呼吸困难，称左房失代偿期。由于左房压和肺静脉压升高，引起肺小动脉反应性收缩，最终导致肺小动脉硬化，肺动脉压力增高。重度肺动脉高压使右心室后负荷增加，右心室扩张肥厚，三尖瓣和肺动脉瓣关闭不全，导致右心衰竭，称右心受累期。

【临床症状】

1.症状　患者一般在瓣口面积减少到1.5$cm^2$以下，即中度狭窄时出现临床症状。

（1）呼吸困难：是最常见的早期症状，劳累、精神紧张、性活动、感染、妊娠或心房颤动为其诱因。多先有劳力性呼吸困难，随狭窄加重，出现夜间阵发性呼吸困难和端坐呼吸。

（2）咳嗽：常见，尤其在冬季明显。表现在卧床时干咳，可能与支气管黏膜淤血水肿易引起慢性支气管炎，或左心房增大压迫左主支气管有关。

（3）咯血：可表现为血性痰或血丝痰。突然咯大量鲜血，常见于严重二尖瓣狭窄，可为首发症状。在二尖瓣狭窄合并心力衰竭时咯胶冻状暗红色痰。若发生急性肺水肿时咯粉红色泡沫样痰。

（4）声音嘶哑：较少见，由于扩大的左心房和肺动脉压迫左喉返神经所致。

2.体征　重度狭窄者常呈“二尖瓣面容”，口唇及双颧发绀。心前区隆起，心尖部可触及舒张期震颤，心界于第三肋间向左扩大。心尖部S1亢进，呈拍击性，在胸骨左缘三、四肋间至心尖内上方可闻及开瓣音，若瓣叶失去弹性则亢进的S1及开瓣音可消失；心尖部可闻及舒张中、晚期隆隆样杂音，呈递增性，以左侧卧位、呼吸末及活动后杂音更明显。P2亢进或伴分裂；由于肺动脉扩张引起相对性肺动脉瓣关闭不全，胸骨左缘第二肋间闻极短的收缩期喷射音和递减型高调叹气样舒张早期杂音。

3.并发症

（1）心房颤动：为相对早期的常见并发症。起始可为阵发性，之后可转为持续性或永久性心房颤动。突发快速心房颤动为左房衰竭和右心衰竭甚至急性肺水肿的常见诱因。心房颤动随着左心房增大和年龄增长其发生率也会增加。

（2）心力衰竭：是晚期常见并发症及主要死亡原因。

（3）急性肺水肿：为重度二尖瓣狭窄的严重并发症。

（4）血栓栓塞：20%以上的患者可发生体循环栓塞，以脑动脉栓塞最多见，其余依次为外周动脉和内脏（脾、肾、肠系膜）动脉栓塞。栓子来源于左心耳或左心房。栓子来源于右心房可导致肺栓塞。心房颤动、左心房增大、栓塞史或心排血量明显降低为其危险因素。

（5）肺部感染：较常见，可诱发或加重心力衰竭。

（6）感染性心内膜炎：较少见。

【实验室及其他检查】

1.X线检查轻度二尖瓣狭窄时，X线表现可正常。中、重度窄，左心房显著增大时，心影呈梨形（二尖瓣型心脏）。

2.心电图左心房增大，可出现“二尖瓣型P波”，P波宽度＞0.12秒，伴切迹，QRS波群示电轴右偏和右心室肥厚。

3.超声心动图为明确和量化诊断二尖瓣狭窄的可靠方法。M型超声示二尖瓣前叶活动曲线EF斜率降低，双峰消失，前后叶同向运动，呈“城墙样”改变。二维超声心动图可显示狭窄瓣膜的形态和活动度，测量瓣口面积。彩色多普勒血流显像可实时观察二尖瓣狭窄的血流。经食管超声心动图有利于左心房附壁血栓的检出。

【诊断要点】

结合病史寻找病因，根据临床表现及心尖区有舒张期隆隆样杂音，伴X线或心电图示左心房增大，一般可诊断二尖瓣狭窄，超声心动图检查可确诊。

二、二尖瓣关闭不全

二尖瓣关闭不全常与二尖瓣狭窄同时存在，亦可单独存在。二尖瓣包括四个成分：瓣叶、瓣环、腱索和乳头肌，其中任何一个发生结构异常或功能失调，均可导致二尖瓣关闭不全。

【病理解剖与病理生理】

风湿性炎症引起瓣叶僵硬、变性、瓣缘萎缩、连接处融合及腱索融合缩短，使心室收缩时两瓣叶不能紧密闭合。近年来研究发现，二尖瓣关闭不全单纯由风湿性引起所占的比例逐年减少；而腱索断裂是非风湿性单纯性二尖瓣关闭不全的主要病因。

慢性二尖瓣反流时，左室对慢性容量负荷过度的代偿为左室舒张末期容量增大根据Frank–Staring机制使左室心搏量增加。心肌代偿性离心性扩大和肥厚，更有利于左室舒张末期容量的增加。此外，左室收缩期将部分血液排入低压的左房，室壁应力下降快，有利于左室排空。因此，在代偿期可维持正常每搏输出量多年。慢性二尖瓣反流时，左房顺应性增加，左房扩大。同时扩大的左房和左室在较长时间内适应容量负荷增加，使左房压和左室舒张末压不致明显上升，故肺瘀血暂不出现。但持续严重的过度负荷，终致左室心肌功能衰竭。左室舒张末压和左房压明显上升，肺淤血出现，继而导致肺动脉高压和右心衰竭，最终导致全心衰竭。

【临床表现】

1.症状　轻度二尖瓣关闭不全者可终身无症状，严重反流时有心排血量减少，首先出现的突出症状是疲乏无力，肺淤血的症状如呼吸困难出现较晚。随着病情的发展，可表现为腹胀、食欲缺乏、肝脏淤血肿大、水肿和胸腹水等右心衰竭的症状，与此相反，左心衰竭的症状有所减轻。

2.体征　心尖冲动呈高动力型，向左下移位。第一心音减弱，心尖区可闻及全收缩期高调一贯型吹风样杂音，向左腋下和左肩胛下区传导，可伴震颤。右心衰竭时颈静脉怒张、肝颈静脉回流征阳性、肝大和双下肢水肿等体征。

3.并发症　与二尖瓣狭窄相似，但感染性心内膜炎较二尖瓣狭窄时多见，而体循环栓塞比二尖瓣狭窄时少见。

【实验室及其他检查】

1.X线检查慢性重度反流常见左心房、左心室增大，增大的左心房可推移和压迫食管，左心衰竭时可见肺淤血和间质性肺水肿征。

2.心电图慢性重度二尖瓣关闭不全主要为左心房肥厚心电图表现，部分有左心室肥厚和非特异性ST–T改变，少数有右心室肥厚征，心房颤动常见。

3.超声心动图M型和二维超声心动图不能确定二尖瓣关闭不全。脉冲多普勒超声和彩色多普勒血流显像可在二尖瓣左心房侧探及明显收缩期反流束，诊断二尖瓣关闭不全的敏感性几乎达100%，且可半定量反流程度。二维超声可显示二维结构的形态特征，有助于明确病因。

4.其他放射性核素心室造影，可测定左室收缩、舒张末期容量和休息、运动时射血分数以判断左室收缩功能，通过左心室与右心室心搏量之比值评估反流程度。左心室造影，通过观察收缩期造影剂反流入左心房的量，亦可半定量反流程度。

【诊断要点】

主要诊断依据为心尖区典型收缩期杂音伴X线或心电图提示左心房、左心室增大，超声心动图检查有确诊价值。

【治疗要点】

内科治疗包括预防风湿活动和感染性心内膜炎，针对并发症治疗。内科治疗一般为术前过渡措施，外科治疗为恢复瓣膜关闭完整性的根本措施，包括膜修补术和人工瓣膜置换术。

三、主动脉瓣狭窄

主动脉瓣狭窄指主动脉瓣病变引起主动脉瓣开放受限、狭窄，导致左室到主动脉内的血流受阻。风湿性主动脉瓣狭窄大多伴有关闭不全或二尖瓣病变。

【病理解剖与病理生理】

风湿性炎症导致瓣膜交界处粘连融合，瓣叶纤维化、僵硬、钙化和萎缩畸形，引起狭窄。

正常成人主动脉瓣口面积3.0~4.0cm$^2$，当瓣口面积减少一半时，收缩期仍无明显跨瓣压差；瓣口面积≤1.0cm$^2$时，左室收缩压明显升高，跨瓣压差显著。主动脉瓣狭窄使左室射血阻力增加，左室向心性肥厚，室壁顺应性降低，引起左室舒张末压进行性升高，因而使左房后负荷增加，左房代偿性肥厚。最终因心肌缺血和纤维化等导致左心衰竭，左心功能损害，可导致头晕、黑朦和晕厥等脑缺血的表现。

【临床表现】

1.症状出现较晚。呼吸困难、心绞痛和晕厥为典型主动脉瓣狭窄的三联症。

（1）呼吸困难：劳力性呼吸困难见于95%的有症状患者，常为首发症状：进而可发生夜间阵发性呼吸困难、端坐呼吸和急性肺水肿。

（2）心绞痛：见于60%的有症状患者，是重度主动脉瓣狭窄患者最早出现，也是最常见的症状。常由运动诱发，休息后缓解，主要由心肌缺血引起。

（3）晕厥：见于1/3的有症状患者，多发生于直立、运动中或运动后即刻，少数在休息时发生，由于脑缺血引起。

2.体征心尖冲动相对局限、持续有力，呈抬举样心尖动。主动脉瓣第一听诊区可闻及粗糙而响亮的吹风样收缩期杂音，听诊在胸骨右缘第12肋间最为清楚，并向颈动脉传导，常伴震颤。第一心音正常，第二心音常为单一性，严重狭窄者呈逆分裂。肥厚的左心房强有力收缩产生明显的第四心音。动脉上升缓慢、细小而持续（细迟脉）。严重主动脉瓣狭窄者，同时触诊心尖部和颈动脉，可发现主动脉搏动明显延迟。在晚期，收缩压和脉压均下降。

3.并发症约10%的患者可发生心房颤动。主动脉瓣钙化侵及传导系统可致房室传导阻滞；左心室肥厚、心内膜下心肌缺血或冠状动脉栓塞可室息性心律失常，上述两种情况均可导致晕厥甚至心脏性猝死，猝死一般发生于先前有症状者。患者若发生左心衰竭，自然病程明显缩短，因此终末期的右心衰竭少见。感染性心内膜炎、体循环栓塞较少见。

【实验室及其他检查】

1.X线检查心影正常或左心室轻度增大，左心房可能轻度增大，升主动脉根部常见狭窄后扩张。

2.心电图重度狭窄者有左心室肥厚伴继发性ST–T改变。可有心律失常。

3.超声心动图为明确诊断和判定狭窄程度的重要方法。二维超声心动图对探测主动脉瓣异常十分敏感，有助于显示瓣膜结构。多普勒超声可测出主动脉瓣瓣口面积及跨瓣压差，从而评估其狭窄程度。

【诊断要点】

根据主动脉瓣区典型收缩期杂音伴震颤，较易诊断。确诊有赖于超声心动图

四、主动脉瓣关闭不全

是由于主动脉瓣本身病变及（或）主动脉根部疾病所致。

【病理解剖与病理生理】

约2/3的主动脉瓣关闭不全为风心病所致。由于风湿性炎性病变使叶纤维化、增厚、缩短、变形，影响舒张期瓣叶边缘对合，可造成关闭不全。

主动脉瓣反流引起左心室舒张末容量增加，使每搏容量增加和主动脉收缩压增加，而有效每搏血容量降低。左心室扩张，不至于因容量负荷过度而明显增加左心室舒张末压。左心室心肌重量增加使心肌氧耗增多，主动脉舒张压降低使冠状动脉血流减少，两者引起心肌缺血、缺氧，促使左心室心肌收缩功能降低，直至发生左心衰竭。

【临床表现】

1.症状

早期可无症状。最先的症状表现为与每搏输出量增多有关的心悸、心前区不适、头部动脉强烈搏动感等。晚期可出现左心室衰竭的表现。常有体位性头晕，心绞痛较主动脉瓣狭窄少见，晕厥罕见。

2.体征

心尖冲动向左下移位，呈抬举样心尖冲动。胸骨左缘第3、4肋间可闻及高调叹气样舒张期杂音，坐位前倾和深呼气时易听到。重度反流者，常在心尖区听到舒张中晚期隆隆样杂音（Austin–Flint杂音），其产生机制被认为系严重的主动脉反流使左心室舒张压快速升高，导致二尖瓣处于半关闭状态和主动脉瓣反流血液与左心房流入的血液发生冲击、混合，产生涡流而形成的杂音。

周围血管征常见，包括随心脏搏动的点头征、颈动脉搏动及水冲脉、毛细血管搏动征、股动脉枪击音等，用听诊器压迫股动脉可听到双期杂音。

并发症感染性心内膜炎、室性心律失常、心力衰竭常见，心脏猝死少见。

【实验室及其他检查】

1.X线检查左心室增大，升主动脉继发性扩张明显，外观呈“主动脉型”心脏，即靴形心。

2.心电图左心室肥厚劳损伴电轴左偏及继发性非特异性ST–T改变。

3.超声心动图M型超声示二尖瓣前叶或室间隔纤细扑动；二维超声可显示瓣膜和主动脉根部的形态改变：脉冲多普勒和彩色多普勒血流显像在主动脉瓣的心室侧可探及全舒张期反流束，为最敏感的确定主动脉瓣反流的方法，并可通过计算反流血量与搏出血量的比例，判断其严重程度。

4.放射性核素心室造影可测定左心室收缩、舒张末容量和静息、运动时射血分数，判断左心室功能。

5.主动脉造影当无创技术不能确定反流程度，并考虑外科治疗时，可行选择性主动脉造影，半定量反流程度。

【诊断要点】

根据胸骨左缘第3、4肋间典型舒张期杂音伴周围血管征可诊断为主动脉瓣关闭不全。超声心动图可助确诊。

五、心瓣膜病患者的护理

【常用护理诊断/问题、措施及依据】

1.体温过高与风湿活动、并发感染有关。

（1）病情观察：测量体温，根据体温升高程度决定测量频次，注意热型，以协助诊断。观察有无风湿活动的表现，如皮肤环形红斑、皮下结节、关节红肿及疼痛不适等。体温超过38.5℃时给予物理降温或遵医嘱给予药物降温，半小时后测量体温并记录降温效果。

（2）休息与活动：卧床休息，限制活动量，以减少机体消耗。协助生活护理，出汗多的患者应勤换衣裤、被褥，防止受凉。待病情好转，实验室检查正常后再逐渐增加活动。

（3）饮食：给予高热量、高蛋白、高维生素的清淡易消化饮食，以促进机体恢复。

（4）用药护理：遵医嘱给予抗生素及抗风湿药物治疗。苄星青霉素又称长效青霉素，是由青霉素的二苄基乙二胺盐与适量缓冲剂及助悬剂混合制成。使用前，询问青霉素过敏史，常规青霉素皮试；注射后注意观察过敏反应和注射局部的疼痛、压痛反应。阿司匹林可导致胃肠道反应、牙龈出血、血尿、柏油样便等不良反应，应饭后服药并观察有无出血。

2.潜在并发症：心力衰竭。

（1）避免诱因：积极预防和控制感染，纠正心律失常，避免劳累和情绪激动等诱因，以免发生心力衰竭。

（2）心力衰竭的观察与护理：监测生命体征，评估患者有无呼吸困难、乏力、食欲减退、少尿等症状，检查有无肺部湿啰音、肝大、下肢水肿等体征。一旦发生则按心衰进行护理。

3.潜在并发症：栓塞。

（1）评估栓塞的危险因素；阅读超声心动图报告，注意有无心房、心室扩大及附壁血栓：心电图有无异常，尤其是有无心房颤动；是否因心力衰竭而活动减少、长期卧床。

（2）休息与活动：左房内有巨大附壁血栓者应绝对卧床休息，以防脱落造成其他部位栓塞。病情允许时应鼓励并协助患者翻身、活动下肢及用温水泡脚或下床活动，防止下肢深静脉血栓形成。

（3）遵医嘱用药：如抗心律失常、抗血小板聚集的药物，预防附壁血栓形成和栓塞。

（4）栓塞的观察与处理：密切观察有无栓塞征象，一旦发生，立即报告医生，给予抗凝或溶栓等处理。

【其他护理诊断/问题】

1.有感染的危险与机体抵抗力下降有关。

2.潜在并发症：心律失常、感染性心内膜炎、猝死。

3.焦虑与慢性病程呈加重趋势，担心手术安全、疾病预后、费用、工作、生活和前途有关。

【健康指导】

1.疾病知识指导

告诉患者及家属本病的病因和病程进展特点，并定期门诊复查。有手术适应证者告知患者尽早择期手术，以免失去最佳手术时机。为避免病情加重，一旦发生感染应尽快就诊；在拔牙、内镜检查、导尿术、分娩、人工流产等手术操作前应告诉医生自己有风心病史，便于预防性使用抗生素。

2.用药指导

告诉患者遵医嘱坚持用药的重要性，指导用药方法。

3.生活指导

尽可能改善居住环境中潮湿、阴暗等不良条件，保持室内空气流通、温暖、干燥，阳光充足。日常生活中适当锻炼，加强营养，提高机体抵抗力，预防风湿活动。注意防寒保暖，避免与上呼吸道感染、咽炎患者接触，预防感染。避免重体力劳动、剧烈运动或情绪激动而加重病情。

4.心理指导

鼓励患者树立信心，做好长期与疾病作斗争以控制病情进展的思想准备。育龄妇女，病情较重不能妊娠者，做好患者及其配偶的思想工作。

【预后】

各种风湿性心脏瓣膜病病程长短不一，有的可长期处于代偿期而无明显症状，有的则病情进展迅速，最常见的死亡原因是心力衰竭。手术治疗可显著提高患者的生活质量和存活率。

# 第六节　心律失常护理常规

【一般护理】

1.休息与活动

（1）无器质性心脏病的良性心律失常患者，鼓励其正常生活和工作，但应避免过度劳累。

（2）有器质性心脏病或严重心律失常的患者，嘱其卧床休息，采取舒适体位，尽量避免左侧卧位，因左侧卧位时患者常能感觉到心脏的搏动，加重不适感。

2.针对患者原发病给予不同的饮食。避免食用刺激性食物，戒烟、酒。

3.心理疏导，帮助患者克服不良情绪和心理。

【病情观察】

1.连续心电监护，发现下列情况之一者，协助急救处理。

（1）频发室性期前收缩呈二联律者。

（2）连续出现成对、多源性室性期前收缩或反复发作室性短阵性心动过速。

（3）RonT现象。

（4）心室颤动或不同程度房室传导阻滞。

2.发现下列情况之一者，及时处理。

（1）心音、脉搏消失。

（2）心率小于每分钟40次，如严重窦性心动过缓，二度Ⅱ型、三度房室传导阻滞等。

3.脉搏细速或伴有四肢厥冷、面色苍白、冷汗、神志不清或尿少等，应立即做抗休克处理。

4.心悸症状明显，伴呼吸困难、发绀等缺氧表现时，给予氧气吸入每分钟2~4升。

5.心绞痛见心绞痛护理常规。

6.持续性室性心动过速所致头晕、抽搐、晕厥者，立即遵医嘱利用多卡因静脉推注或施行同步直流电复律术；由于心室率过慢引起的阿斯综合征，立即进行心肺复苏，必要时安装临时或永久心脏起搏器。发作抽搐时，应注意保护患者安全，防止舌咬伤、坠床、呼吸道窒息等意外情况发生。

7.应用起搏器者按起搏器护理常规。

【用药护理】

抗心律失常药物大部分具有致心律失常作用和其他副作用。用药时，应掌握用药剂量、时间、方法、速度和浓度等。

1.使用利多卡因注意观察有无头晕、头痛、欣快感、嗜睡、呕吐、烦躁不安、低血压，甚至心搏骤停，同时观察有无呼吸抑制情况。

2.普罗帕酮不良反应有口干、头痛、眩晕、恶心、便秘、窦房或房室传导阻滞、低血压等，宜饭后服用。静脉推注宜慢，须在严密心电、血压监测下进行。

3.胺碘酮不良反应有严重心动过缓、房室传导阻滞、Q-T间期延长、尖端扭转型室速、室颤、甲状腺功能异常、角膜色素沉着、肺间质浸润及肺纤维化。静脉使用该药时需在心电、血压监护下进行，静脉推注速度宜慢，长期用药者应定期检查心电图、甲状腺功能、胸部摄片等，出现血压下降、心率减慢或不规则应暂时停药。

【健康指导】

1.向患者及家属讲解心律失常的常见病因、诱因及防治知识。

2.忌饱餐和刺激性饮食，戒烟酒，不宜饮浓茶、咖啡。

3.保持生活规律及情绪稳定，注意劳逸结合，避免诱因。

4.嘱患者多食纤维丰富的食物，保持大便通畅，心动过缓患者避免排便时屏气，以免兴奋迷走神经而加重心动过缓。

5.有晕厥史的患者应避免从事驾驶、高空作业等有危险的工作，发生头昏、黑曚不适时应立即平卧，以免因严重发作从而摔伤。

6.遵医嘱继续服用抗心律失常药物，说明坚持治疗的重要性，不可自行减量或擅自换药，教会患者观察药物疗效和不良反应，嘱患者出现异常情况及时就诊。

7.教会患者和家属测量脉搏的方法及发生紧急情况时的处理措施。

五、护理质量评价标准

1.患者活动耐力增强，能采取适当措施，缓解心排出量减少引起的不适。

2.患者焦虑症状减轻或缓解。

3.患者能自觉避免心律失常的诱发因素。

4.及时发现病情变化，积极处理并记录。

5.疾病健康指导落实。

# 第六章　内分泌与代谢性疾病患者的护理

内分泌与代谢性疾病主要包括内分泌系统疾病、代谢性疾病以及营养性疾病，内分泌系统疾病包括下丘脑、垂体、甲状腺、肾上腺等疾病，其他系统疾病或激素药物的使用等也可能引起内分泌系统疾病。代谢性疾病指机体新陈代谢过程中某环节障碍引起的相关疾病，如糖尿病。营养性疾病则是营养物质不足、过剩或比例失调引起的，如肥胖症。长期营养和代谢障碍影响个体的生长、发育、衰老过程，甚至影响下一代。内分泌与代谢性疾病种类繁多，很多为常见病和多发病，包括甲状腺功能亢进症、糖尿病、痛风及肥胖症等。近年来，随着社会和医学科学的发展不仅提出了代谢综合征等新的疾病概念及预防措施，同时甲状腺功能亢进症、肾上腺疾病、糖尿病、骨质疏松症等疾病出现了多学科联合治疗的趋势，内分泌及代谢性疾病治疗有了更多的研究和进展。

## 第一节　概述

【内分泌系统疾病】

人体为适应不断改变的外界环境，保持机体内环境的相对稳定，必须依赖神经、内分泌和免疫系统的相互配合和调控，共同完成机体的新陈代谢、生长、发育、生殖和衰老等生命活动。

1.内分泌系统的结构与功能

内分泌系统是由内分泌腺和分布于人体各组织的激素分泌细胞（或细胞团）以及它们所分泌的激素组成。

（1）激素是由细胞分泌的有机化学物质，通过各种方式到达靶器官或组织，实现相应的信息传递或功能调控。根据其化学特性可分为四类：肽类激素（如胰岛素）、氨基酸类激素（如甲状腺素）、胺类激素（肾上腺素）、类固醇类激素（如糖皮质激素）。

（1）激素分泌方式

1）内分泌：激素分泌后进入血液循环，运输至人体的各种靶组织而发挥作用。

2）旁分泌：激素分泌后不进入血液，仅（或主要）通过细胞外液扩散而作用于邻近细胞。

3）自分泌：激素直接反馈作用于自身细胞，是细胞自我调节的重要方式之一。

4）胞内分泌：在细胞质合成的激素直接运送至细胞核而影响靶基因的表达。

5）神经分泌：激素由神经细胞分泌，沿神经轴突运送至所支配的组织，调节靶细胞激素的合成和分泌。

（2）激素的降解与转化：激素通过血液、淋巴液和细胞外液转运到靶细胞发挥作用，并经肝、肾和靶细胞代谢降解而灭活。激素水平是否能够保持动态平衡，决定于激素的分泌、在血液中与蛋白的结合及最终降解。

（3）激素的作用机制：激素要发挥作用，首先必须转变为具有活性的激素，如甲状腺素（T4）转变为三碘甲状腺原氨酸（T3），以便与其特异性受体结合。根据激素受体所在部位不同，有两种不同的作用机制：

1）作用于细胞膜受体；主要为肽类激素、胺类激素、细胞因子、前列腺素等，其作用机制比较复杂，大致可分为四种，分别通过磷酸化和非磷酸化途径介导各种生物反应。

2）作用于细胞核内受体：主要为类固醇激素、T3、维生素D、维生素A等。其通过各种方式与特异性受体结合后，致受体变构，并与靶基因DNA结合部位结合，致基因活化（或抑制），合成特定蛋白质和酶，改变细胞的生物作用。

2.内分泌腺和激素分泌细胞

人体的内分泌腺主要包括：①下丘脑和神经垂体；②松果体；③腺垂体；④甲状腺；⑤甲状旁腺；⑥胰岛和胰岛外的激素分细胞；⑦肾上腺；⑧性腺。激素分泌细胞主要分布在心血管、胃肠、肾上腺髓质、脂肪组织、脑等部位，它们分泌的激素辅助神经系统将信息物质传递到全身各靶器官，发挥其对细胞的生物作用。

2.内分泌系统的调节

（1）神经系统与内分泌系统的相互调节

下丘脑是联系神经系统和内分泌系统的枢纽，与垂体之间构成一个下丘脑-垂体-靶腺轴。内分泌系统直接由下丘脑调控周围内分泌腺和靶组织；而下丘脑、垂体与靶腺之间又存在反馈调节，如垂体激素可反馈抑制相应的下丘脑激素分泌以保持激素分泌在正常范围内。反馈控制是内分泌系统的主要调节机制，使相距较远的腺体之间相互联系、彼此配合，保持机体内环境的稳定，维持正常的生理状态。

（2）免疫系统和内分泌系统的相互影响

内分泌、免疫和神经三个系统之间可通过相同的肽类激素和共有的受体相互作用，形成一个完整的调节环路。一方面，淋巴细胞膜表面有多种神经递质及激素的受体，神经–内分泌系统通过其递质或激素与淋巴细胞膜表面受体结合，介导免疫系统的调节；另一方面，神经–内分泌系统细胞膜上有免疫反应产物的受体，免疫系统可通过细胞因子对其功能产生影响。许多内分泌疾病的病因都与自身免疫有关，如桥本甲状腺炎、甲状腺功能亢进症、I型糖尿病、肾上腺皮质功能减退症等，其中大部分疾病使用肾上腺糖皮质激素治疗有效，也说明内分泌激素与自身免疫病有关。

3.内分泌系统疾病

内分泌系统疾病是指各种原因引起的内分泌系统病理或生理改变，出现功能亢进、功能减退或功能异常。根据病变发生部位，可分为原发性（发生在周围靶腺）和继发性（发生在下丘脑或垂体）。此外，内分泌腺或靶组织对激素的敏感性或应答反应降低，非内分泌组织恶性肿瘤异常产生过多激素，激素和某些药物治疗均可导致内分泌疾病。

（1）功能减退常见原因包括：

1）内分泌腺的破坏：因自身免疫疾病、肿瘤压迫、出血、梗死、炎症、坏死、放射损伤、手术切除等引起。

2）内分泌腺激素合成缺陷：如内分泌腺基因突变、细胞受体突变等。

3）激素缺乏：发生在激素、激素受体、转录因子、酶及离子通路的基因突变。

4）内分泌腺以外的疾病：如肾实质破坏性疾病。

（2）功能亢进常见原因包括：

1）内分泌腺肿瘤：如垂体腺瘤、甲状旁腺腺瘤、胰岛B细胞瘤、嗜铬细胞瘤等。

2）多发性内分泌腺瘤：指在同一个患者体内，同时或先后出现2种或2种以上内分泌腺组织发生肿瘤病变而引起的临床综合征。

3）异位内分泌综合征：指起源于非内分泌腺或组织的肿瘤过多产生某种激素，或起源于内分泌腺的肿瘤除产生正常分泌的激素外还释放其他激素，从而导致相应激素过多临床表现的一组综合征。

4）激素代谢异常：如严重肝病患者血中雌激素水平增加，雄烯二酮在周围组织转变为雌二醇增多。

5）医源性内分泌紊乱：如长期应用糖皮质激素引起库欣综合征。

6）基因异常：导致激素合成和释放调节的异常。

7）自身免疫：如促甲状腺激素受体抗体（TRAb）阳性引起甲状腺功能亢进。

（3）激素在靶组织抵抗，主要有膜或核受体信号传导缺陷，使激素不能发挥正常作用。临床上大多表现为功能减退或正常，但血中激素水平异常升高，如2型糖尿病的胰岛素抵抗。

【营养、代谢性疾病】

营养物质不足、过多或比例不当都能引起营养性疾病。而营养物质进入人体后在体内合成和分解代谢过程中的某一环节出现障碍，则可引起代谢性疾病。营养性疾病和代谢性疾病关系密切，往往并存，彼此影响。

1.营养和代谢的生理

（1）营养物质的供应和摄取　人类通过摄取食物来维持生存和健康，保证生长发育和各种活动。这些来自外界并主要以食物形式摄入的物质就是营养素，主要包括：①能量与宏量营养素：包括蛋白质、碳水化合物、脂肪等；②维生素；③矿物质；④水和其他膳食成分，包括水、膳食纤维等。而摄取这些营养物质的行为受神经、内分泌等控制，同时也受文化、家庭、宗教信仰、市场、经济等因素和条件的影响。

（2）营养物质的消化、吸收、代谢和排泄　营养物质进入机体后，通过一系列化学反应合成较大分子并转化为自身物质，并以糖原、蛋白质、脂肪及其化合物的形式在体内储存的过程被称为合成代谢。体内的糖原、蛋白质、脂肪等大分子物质也随时被分解为小分子物质，伴随能量的生成与释放，这被称为分解代谢。营养物质在体内合成和分解代谢过程中的一系列化学反应被称为中间代谢，它受基因控制，以及酶、激素、神经内分泌系统的调节，同时也受代谢底物的质和量、辅助因子、体液组成、离子浓度等反应环境，以及中间和最终产物的质和量等因素的调节。中间代谢所产生的物质，除被机体储存或重新利用外，最后以水、二氧化碳、含氮物质或其他代谢产物的形式，经肺、肾、肠、皮肤、黏膜等排出体外。

2.营养性疾病和代谢性疾病

（1）营养性疾病机体对各种营养物质均有一定的需要量、允许量和耐受量。一种或多种营养物质不足、过多或比例不当而引起的疾病称为营养性疾病。根据发病的原因可分为原发性和继发性两大类：

1）原发性营养失调：是由于摄取营养物质不足、过多或比例不当引起。如摄取蛋白质不足可引起蛋白质缺乏症；摄取能量超过机体消耗可引起单纯性肥胖症。

2）继发性营养失调：是由于器质性或功能性疾病所致的营养失调。常见原因有进食障碍、消化吸收障碍、物质合成障碍、机体对营养需求的改变、排泄异常等。

（2）代谢性疾病指中间代谢某个环节障碍所致的疾病。按发病机制可分为遗传性代谢病（先天性代谢缺陷）和获得性代谢病两大类。

1）遗传性代谢病：基因突变引起蛋白质结构紊乱，特异酶催化反应消失、降低或升高，导致细胞和器官功能异常。

2）获得性代谢病：因环境因素或遗传因素与环境因素相互作用所致。不合适的食物、药物、理化因素、创伤、感染、器官疾病、精神疾病等是常见原因。肥胖症和糖尿病即遗传因素与环境因素共同作用的结果。

【护理评估】

在全面收集患者主、客观资料的基础上，内分泌与代谢性疾病患者的护理评估重点如下。

1.病史

（1）患病及治疗经过

1）患病经过：详细了解患者患病的起始时间、有无诱因、发病的缓急、主要症状及其特点。评估患者有无进食或营养异常，有无排泄功能异常和体力减退等。如糖尿病患者多有烦渴多饮、多尿、易饥多食、便秘或腹泻、体力减退等；甲状腺功能亢进症患者可出现食欲亢进、体重减轻、怕热多汗、排便次数增多等；腰背部疼痛多见于骨质疏松症患者；关节红肿热痛见于痛风急性期患者。此外，还要评估患者有无失眠、嗜睡、记忆力下降、注意力不集中、畏寒、手足抽搐、四肢感觉异常或麻痹等。

2）既往检查、治疗经过及效果：评估患者是否遵从医嘱治疗，用药及治疗效果，目前使用药物的种类、剂量、用法、疗程，有无冠心病、高血压等相关疾病。

（2）生活史及家族史

1）生活史：了解患者的出生地及生活环境，如单纯性甲状腺肿常与居住地缺碘有关。评估婚姻状况及生育情况，了解患者是否有性功能异常等问题。日常生活是否规律，有无烟酒嗜好、特殊的饮食喜好或禁忌，每天进食情况。

2）家族史：许多内分泌与代谢性疾病有家族倾向性，如甲状腺疾病、糖尿病、肥胖症等，应询问患者家族中有无类似疾病的发生。

（3）心理–社会状况

糖尿病和甲状腺功能亢进症本身常伴有精神兴奋、情绪不稳定、易激怒或情绪淡漠、抑郁、失眠等，而慢性病程和长期治疗又常引起焦虑、性格改变、应对能力下降、社交障碍、体像紊乱等心理社会功能失调。护士应注意评估患者患病后的精神、心理变化，患病对日常生活、学习或工作、家庭的影响，是否适应患者角色转变。患者对疾病的性质、发展过程、预后及防治知识的认知程度。社会支持系统，如家庭成员、经济状况、文化和教育情况，对疾病的认识和对患者的照顾情况，患者的医疗费用来源和支付方式，社区卫生保健系统是否健全，能否满足患者出院后的医疗护理需求等。以便有针对性地给予心理疏导和支持。

2.身体评估

患者的典型临床表现和病理性特征对于诊断内分泌与代谢性疾病有重要参考价值。

（1）一般状况　例如甲状腺功能亢进症患者常有烦躁、易激动、脉搏增快；而甲状腺功能减退症的患者常有精神淡漠、脉搏减慢。血压增高见于库欣综合征、糖尿病；血压降低见于肾上腺皮质功能减退。糖尿病酮症酸中毒、高血糖高渗综合征常有意识改变。库欣综合征可出现向心性肥胖。呆小症患者不能随年龄增加而正常长高。

（2）皮肤、黏膜　肾上腺疾病患者可表现为皮肤、黏膜色素沉着。腺垂体功能减退症患者可出现皮肤干燥粗糙、毛发脱落，重者出现黏液性水肿。库欣综合征患者可出现痤疮、多毛、腹部皮肤紫纹。

（3）头颈部检查　肢端肥大症表现为头颅、耳鼻增大，眉弓隆起。甲状腺功能亢进症可有突眼、眼球运动障碍、甲状腺肿大。垂体瘤可出现头痛伴视力减退或视野缺损等。

（4）四肢、脊柱、骨关节检查　骨质疏松症可导致脊柱、骨关节变形，甚至驼背。

（5）生殖器检查　腺垂体疾病可导致外生殖器发育异常。垂体瘤患者常有闭经、溢乳。

3.实验室及其他检查

（1）实验室检查主要用于内分泌腺的功能诊断和定位诊断。

1）血液和尿生化测定：某些激素与血清中某些电解质之间有相互调节作用（如血清钠、钾与醛固酮和糖皮质激素，钙、镁、磷与甲状旁腺激素，血糖与胰岛素和胰高血糖素等），测定基础状态下血糖、血脂、血电解质等，可间接了解相关激素的分泌功能。

2）激素测定：血液中的激素浓度是诊断内分泌腺功能的直接证据。一般采用空腹静脉血液标本来测定。部分激素呈脉冲性分泌，需要限定特殊的采血时间，如测定血浆皮质醇生理波动需采集8:00、16:00和24:00的血液标本。尿液中的激素代谢产物也可以反映激素的水平，如测定24小时尿17-羟皮质类固醇可间接反映全天肾上腺分泌皮质醇的情况。

同时，激素水平的测定对某些内分泌疾病的定位诊断也有帮助。如血浆ACTH和皮质醇均升高则提示病变在垂体或异位ACTH综合征；如ACTH降低，皮质醇升高则病变在肾上腺皮质。同样，如血TSH和T3、T4均升高，则可能为垂体TSH瘤或TSH不敏感综合征；如TSH明显降低，而T3、T4升高则为甲状腺病变所致的甲状腺功能亢进症。如血清FSH和LH均升高，提示病变在性腺；减低则提示病变在垂体或下丘脑。

3）激素分泌动态试验：此类试验可进一步探讨内分泌腺功能状态及病变的性质。

①兴奋试验：多适用于分泌功能减退的情况，可估计激素的储备功能。如TRH刺激试验、胰岛素低血糖兴奋试验、精氨酸兴奋试验等。

②抑制试验：多适用于分泌功能亢进的情况，观察其正常反馈调节是否消失，有无自主性激素分泌过多，是否有肿瘤存在等，如地塞米松抑制试验。

（2）判断激素水平时，应考虑年龄、性别、营养状况、有无用药或是否处于应激状态以及取血时间等，并应结合临床状况。

1）影像学检查：X线、CT、MRI、B超、骨密度检查等可鉴定下丘脑—垂体、甲状腺、性腺疾病，肾上腺、胰岛肿瘤，骨质疏松等。

2）放射性核素检查：用于诊断甲状腺自主高功能腺瘤。

3）细胞学检查：甲状腺细针穿刺细胞病理活检可判断甲状腺包块性质。

4）静脉导管采血：静脉导管插入内分泌腺静脉采血，测定激素浓度，明确该腺体是否有过量激素产生。如岩下窦静脉采血（IPSS）测定垂体激素以诊断库欣病：双侧肾上腺采血（AVS）明确是否是醛固酮瘤等。

5）选择性动脉造影；对于病灶直径较小，不能用CT和MRI等方法做出定位时，可采用此方法。

（3）病因诊断

1）自身抗体检测：抗体测定有助于明确内分泌系统疾病的性质以及自身免疫疾病的发病机制，甚至可作为早期诊断和长期随访的依据。如甲状腺球蛋白抗体、甲状腺过氧化物酶抗体、胰岛素抗体等。

2）染色体检查：有无畸变、缺失、增多等。

3）人类白细胞相关抗原（HLA）鉴定、基因突变位点筛查等。

# 第二节 内分泌与代谢性疾病患者常见症状体征的护理

一、身体外形的改变

身体外形的改变多与垂体、甲状腺、肾上腺疾病或部分代谢性疾病有关。常见身体外形改变如下：

1.身材过高或矮小

身材过高见于肢端肥大症、巨人症患者；身材矮小见于侏儒症、呆小症患者。

2.肥胖与体重过低

（1）肥胖：指体重指数（BMI）$\geqslant 28\,kg/m^2$。分为单纯性肥胖和继发性肥胖。前者常与遗传、环境、不良生活方式、脂肪代谢等有关，后者多见于下丘脑疾病、库欣综合征、2型糖尿病、甲状腺功能减退症、代谢综合征等。

（2）体重过低：指体重指数$< 18.5\,kg/m^2$常见于甲状腺功能亢进症、肾上腺皮质功能减退症、内分泌腺的恶性肿瘤、1型与2型糖尿病等。

3.毛发改变

全身性多毛见于先天性肾上腺皮质增生、库欣综合征等，而睾丸功能减退、肾上腺皮质和卵巢功能减退、甲状腺功能减退症等均可引起毛发脱落。

4.面容变化

甲状腺功能亢进症患者可表现为眼球突出、颈部增粗。库欣综合征患者常有满月脸和多血质貌。呆小症患者常表现为面色苍白或蜡黄，鼻短上翘，鼻梁塌陷等。

5.皮肤变化

（1）皮肤黏膜色素沉着：多见于肾上腺皮质疾病患者，尤以摩擦处、掌纹、乳晕、瘢痕处明显。伴全身性色素沉着的内分泌疾病有原发性肾上腺皮质功能减退症、先天性肾上腺皮质增生症、异位ACTH综合征和ACTH依赖性库欣综合征。

（2）皮肤紫纹和痤疮：紫纹是库欣综合征的特征之一。病理性痤疮见于库欣综合征、先天性肾上腺皮质增生症等。

【护理评估】

1.病史评估引起患者身体外形改变的原因，发生改变的时间，有无焦虑、自卑、抑郁等心理变化，是否影响人际交往和社交活动，是否用药治疗等。

2.身体评估包括体型，毛发，有无满月脸、皮肤紫纹、疮和色素沉着，有无突眼，甲状腺是否肿大等。

3.实验室及其他检查包括垂体功能、甲状腺功能、甲状旁腺功能和肾上腺皮质功能有无异常，胰岛素水平是否变化等。

【常用护理诊断/问题】

体像紊乱与疾病引起身体外形改变等有关。

【目标】

1.患者能建立有效的调适机制和良好的人际关系。

2.身体外形改变逐渐减轻或恢复正常。

【护理措施及依据】

1.提供心理支持多与患者接触和交流，鼓励患者表达其感受，耐心倾听。讲解疾病有关知识，给患者提供有关疾病的资料，向患者说明身体外形的改变是疾病发生、发展过程的表现，只要积极配合检查和治疗，部分改变可恢复正常，消除紧张情绪，树立自信心。也可安排患有相同疾病并已治疗成功的病友进行交流。注意患者的心理状态和行为，预防自杀。必要时还可安排心理医生给予心理疏导。

2.恰当修饰指导患者改善自身形象。如甲状腺亢进症突眼的患者外出可戴深色眼镜；肥胖、侏儒和巨人症患者可指导其选择合身的衣服；毛发稀疏的患者外出可戴帽子等。恰当地修饰可以增加心理舒适和美感。

3.建立良好的家庭互动关系，鼓励家属主动与患者沟通并参与对患者的护理，促进患者与家人之间的互动关系，以减轻患者内心的抑郁感。

4.促进患者社会交往，鼓励患者加入社区中的各种社交活动；教育周围人群勿歧视患者，避免伤害其自尊。

【评价】

1.患者能接受身体外形改变的事实，积极配合治疗。

2.身体外形变化得到改善。

二、生殖发育及性功能异常

生殖发育及性功能异常包括生殖器官发育迟缓或过早，性欲亢进、减退或丧失，女性月经紊乱、溢乳、闭经或不孕，男性勃起功能障碍或乳房发育。如下丘脑综合征患者可出现性欲减退或亢进、女性月经失调、男性阳痿不育。自儿童期起的腺垂体GH缺乏或性激素分泌不足可导致患者青春期性器官仍不发育，第二性征缺如；青春期前开始的性激素或促性腺激素分泌过早、过多则为性早熟。

【护理评估】

提供一个隐蔽舒适的环境和恰当的时间，鼓励患者描述目前的生殖发育、性功能与性生活形态，使患者以开放的态度讨论问题。

1.病史　评估患者生殖发育及性功能异常的发生原因，主要症状，性欲改变情况，女患者的月经、生育史，男患者有无勃起功能障碍，有无焦虑、抑郁、自卑等。

2.身体评估　有无皮肤、毛发改变，有无女性闭经、溢乳，男性乳房发育、外生殖器的发育是否正常。

3.实验室及其他检查　测定性激素水平有无异常。

【常用护理诊断/问题】

1.有生长比例失调的危险与内分泌功能紊乱有关。

2.性功能障碍与内分泌功能紊乱有关。

【目标】

1.患者对生殖发育及性功能等问题有正确的认识。

2.达到患者希望的生殖发育和性功能状态。

【护理措施及依据】

1.询问患者有关生殖发育及性功能方面的问题，接受患者讨论生殖发育及性功能问题时所呈现的焦虑，对患者表示尊重、支持。

2.给患者讲解所患疾病相关知识及用药治疗，使患者积极配合。

3.提供可能的信息咨询服务，如专业医师、心理咨询师、性咨询门诊等。

【评价】

1.患者知晓其生殖发育及性功能障碍与疾病本身有关，能正确对待生殖发育及性功能问题。

2.达到患者希望的生殖发育和性功能状态。

三、进食或营养异常

多种内分泌与代谢性疾病患者可有进食或营养异常，表现为食欲亢进或减退、营养不良、消瘦或肥胖。如糖尿病患者烦渴多饮，易饥多食，多数新发患者体重减轻；甲状腺功能亢进症患者食欲亢进，体重减轻；神经性厌食的患者对进食有恐惧感，之后出现食欲减退、饱胀感，最后导致极低体重。

四、高血压

高血压为内分泌与代谢性疾病常见伴随症状，多见于原发性醛固酮增多症、嗜铬细胞瘤、库欣综合征及部分糖尿病患者等。可通过询问患者有无出现高血压相关症状，并结合患者心血管系统检查来评估患者的病情。

五、疲乏

疲乏是内分泌与代谢性疾病常见伴随症状，多见于甲状腺功能亢进症和减退症、库欣综合征、肥胖症等。可通过询问患者从事日常活动的能力有无改变、是否感觉疲乏无力或睡眠时间延长等来评估患者的体力水平。

六、排泄功能异常

内分泌系统功能改变常可影响排泄形态。如多尿是糖尿病的典型症状之一；多汗、排便次数增多、排稀软便可见于甲状腺功能亢进症；便秘则多见于甲状腺功能减退症患者。

七、骨痛与自发性骨折

骨痛为骨质疏松症的常见症状，严重者常发生自发性骨折，或轻微外伤即引起骨折。糖尿病、甲状腺功能亢进症、性腺功能减退症、库欣综合征、甲状旁腺功能亢进症和催乳素瘤常伴有骨质疏松症。

## 第三节　腺垂体功能减退症

腺垂体功能减退症是指多种病因引起的腺垂体全部或大部分受损，导致一种或多种垂体激素分泌不足或绝对缺乏所致的临床综合征。因垂体分泌细胞受下丘脑各种激素的直接影响，其功能减退可原发于垂体病变，也可继发于下丘脑病变。因病因不同，累及激素的种类和数量不同，故临床表现复杂多变，但经补充所缺乏的激素后，症状可迅速缓解。

成人腺垂体功能减退症又称为西蒙病。生育期妇女因产后腺垂体缺血性坏死所致腺垂体功能减退者称为希恩综合征。儿童期发生腺垂体功能减退可因生长发育障碍而导致垂体性矮小症。

【病因与发病机制】

由垂体本身病变引起的称为原发性腺垂体功能减退症，由下丘脑以上神经病变或垂体门脉系统障碍引起的称为继发性腺垂体功能减退症。常见病因如下：

遗传因素由于基因缺陷或基因突变导致腺垂体激素合成障碍或无生物活性激素产生，如垂体先天发育缺陷、漏斗部缺失等。常伴有垂体生长激素（GH）、催乳素（PRL）、促甲状腺激素（TSH）和促性腺激素（Gn）缺乏。

2.肿瘤垂体瘤是成人腺垂体功能减退症最常见的原因，常压迫正常腺垂体组织。若垂体瘤突然出血、增大，压迫正常垂体组织和邻近神经组织，呈现急症危象，称为垂体卒中。此外，颅咽管瘤、脑膜瘤、错构瘤、松果体瘤等也可压迫垂体。

3.垂体缺血性坏死常发生于产后大出血（前置胎盘、胎盘滞留）、产褥感染、羊水栓塞或感染性休克等。因妊娠期间垂体生理性增生肥大，代谢旺盛，对缺血、缺氧极为敏感，在急性缺血肿胀时极易受损。糖尿病血管病变使垂体供血障碍也可导致垂体缺血性坏死。

4.下丘脑病变肿瘤、炎症、浸润性病变（如淋巴瘤、白血病）、肉芽肿（如结节病）等，可直接破坏下丘脑神经内分泌细胞，使释放激素分泌减少，从而减少腺垂体分泌各种促靶腺激素、生长激素和催乳素等。

5.手术、创伤或放射性损伤垂体瘤摘除、放疗或鼻咽癌等颅底及颈部放疗后均可引起本症。颅底骨折、垂体柄挫伤可导致腺垂体功能减退。

6.垂体感染和炎症各种病毒性、结核性、化脓性脑膜炎、脑膜脑炎、流行性出血热、梅毒等均可引起下丘脑—垂体损伤而导致功能减退。

7.其他动脉硬化、空泡蝶鞍可引起垂体梗死，颅动脉炎、海绵窦血栓常导致垂体缺血。长期使用大剂量糖皮质激素也可抑制相应垂体激素的分泌，突然停药可出现单一性垂体激素分泌不足的表现。

【临床表现】

腺垂体功能减退症的主要表现为各靶腺（性腺、甲状腺、肾上腺）功能减退，取决于原发疾病、腺垂体破坏程度、各种垂体激素减退的速度及相应靶腺萎缩的程度。腺垂体组织毁坏50%以上才出现症状，破坏75%以上症状明显，破坏95%以上症状常较严重。最早表现为FSH、GH和LH缺乏，TSH缺乏次之，随后可伴有ACTH缺乏。垂体及鞍旁肿瘤所致本病者还伴有占位性病变的症状和体征，如头痛、视力减退、视野缺损甚至失明等。希恩综合征多表现为全垂体功能减退，但无占位性病变表现。

1.性腺（卵巢、睾丸）功能减退　由FSH、LH分泌不足所致。女性多有产后大出血、休克、昏迷病史，产后无乳、乳腺萎缩、长期闭经与不育为本症的特征。毛发脱落，尤以腋毛、阴毛明显，眉毛稀少或脱落。男性胡须稀少，性欲减退、阳痿等。

2.甲状腺功能减退　由TSH分泌不足所致。表现与原发性甲状腺功能减退症相似，但程度较轻，患者常诉畏寒、皮肤干燥且粗糙等，通常无甲状腺肿大。

3.肾上腺功能减退　由ACTH缺乏所致，与原发性慢性肾上腺皮质功能减退症相似。患者常有乏力、厌食、恶心、呕吐、体重减轻、血压低，重症者出现低血糖等，但由于本症黑色素细胞刺激素（MSH）减少，故出现皮肤色素减退，面色苍白，乳晕色素浅淡，而原发性慢性肾上腺功能减退症则有皮肤色素加深的表现。

4.垂体功能减退性危象　简称垂体危象，在全垂体功能减退症基础上，各种应激（如感染、腹泻、呕吐、脱水、饥饿、受寒、中暑、手术、外伤酗酒等）、麻醉及各种镇静安眠药、降血糖等药物应用均可诱发垂体危象及昏迷。临床可表现为高热（体温＞40℃）或低温（体温＜30℃）、低血糖、肾衰、水中毒等，出现精神异常、谵妄、恶心、呕吐、昏迷等症状。

【实验室及其他检查】

1.性腺功能测定　女性有血雌二醇水平降低，没有排卵及基础体温改变，阴道涂片未见雌激素作用的周期性改变，男性有血睾酮水平降低或正常低值，精液检查示精子数量少，形态改变，活动度差，精液量少。

2.甲状腺功能测定 TT4或FT4均降低，而TT3、FT3可正常或降低。

3.肾上腺皮质功能测定 24小时尿17-羟皮质类固醇、游离皮质醇及血皮质醇均低于正常，血ACTH可降低。CRH兴奋试验有助于确定病变部位。葡萄糖耐量试验显示血糖呈低平曲线改变。

4.腺垂体激素测定 如FSH、LH、TSH、ACTH、PRL、GH等水平均有不同程度降低。

5.垂体贮备功能测定 可作GnRH、TRH、CRH等兴奋试验，药物刺激后相应垂体激素不升高提示垂体病变，延迟升高则提示病变在下丘脑。

6.其他检查 对于腺垂体-下丘脑病变，高分辨率CT或MRI是首选方法。蝶鞍的头颅X线可提示肿瘤是否存在。

【诊断要点】

根据病史、症状、体征，结合实验室及影像学检查，可做出诊断。

【常用护理诊断/问题、措施及依据】

1.性功能障碍与促性腺激素分泌不足致性腺功能减退有关。

（1）提供心理支持多与患者接触和交流，鼓励患者表达其感受，耐心倾听。讲解疾病有关知识，给患者提供有关疾病的资料，向患者说明身体外形的改变是疾病发生、发展过程的表现，只要积极配合检查和治疗，部分改变可恢复正常，消除紧张情绪，树立自信心。也可安排患有相同疾病并已治疗成功的病友进行交流。注意患者的心理状态和行为，预防自杀。必要时还可安排心理医生给予心理疏导。

（2）恰当修饰指导患者改善自身形象。如甲状腺亢进症突眼的患者外出可戴有色眼镜；肥胖、侏儒和巨人症患者可指导其选择合身的衣服；毛发稀疏的患者外出可戴帽子等。恰当地修饰可以增加心理舒适和美感。

（3）建立良好的家庭互动关系鼓励家属主动与患者沟通并参与对患者的护理，促进患者与家人之间的互动关系，以减轻患者内心的抑郁感。

（4）促进患者社会交往鼓励患者加入社区中的各种社交活动；教育周围人群勿歧视患者，避免伤害其自尊。

2.潜在并发症：垂体危象。

（1）避免诱因：避免感染、呕吐、腹泻、手术、饥饿、寒冷、外伤及使用各种镇静药、安眠药等应激状况。

（2）病情监测：密切观察患者意识状态和生命体征的变化，注意有无低血糖、低血压和低体温等情况。评估患者神经系统体征以及瞳孔大小、对光反射等变化。

（3）紧急处理配合：一旦发生垂体危象，立即报告医师并协助抢救。主要措施：

1）迅速建立两条静脉通路，补充适当的水分，保证激素类药物及时准确地使用。根据患者的各项指标，正确调节滴速。给水肿患者行静脉穿刺时，注意保护静脉。

2）保持呼吸道通畅，给予氧气吸入。

3）低温者应保暖，高热患者给予降温处理。

4）做好口腔和皮肤护理，保持排尿通畅，防止尿路感染.

【其他护理诊断/问题】

1.体像紊乱与腺垂体功能减退所致身体外观改变有关。

2.活动无耐力与肾上腺皮质功能减退、甲状腺功能减退有关。

3.便秘与原发性甲状腺功能减退有关。

4.体温过低与继发性甲状腺功能减退有关。

【健康指导】

1.疾病知识指导

避免诱因。指导患者保持情绪稳定、生活规律，避免过度劳累。冬天注意保暖和皮肤清洁，预防外伤和感染的发生，变换体位时动作应缓慢。患者外出时应随身携带识别卡，表明其特殊身份（激素缺乏患者），还应备有糖皮质激素口服制剂，以便意外发生时使用。

2.饮食指导

指导患者进食高热、高蛋白、高维生素、易消化的食物，少量多餐；进食粗纤维食物，预防便秘。由于肾上腺皮质功能减退使体内潴钠排钾能力下降，应指导患者保证充分的钠盐摄入。

3.用药指导与病情监测

教会患者认识所服药物的名称、剂量、用法及不良反应，如糖皮质激素过量易致欣快感、失眠；学会监测体重指数、腰围、血压、血糖、血电解质及血脂水平；服甲状腺激素应注意心率、心律、体温、体重变化以及是否有心绞痛发作等。让患者知道不能随意停药，严格遵医嘱按时按量服用药物，不随意增减药物量。指导患者识别垂体危象的征兆，若出现感染、发热、外伤、腹泻、呕吐、头痛等情况、应立即就医。

【预后】

本病预后因病因不同而异。垂体及附近肿瘤所致者，预后较差；产后大出血所致者，如能及时给予适当的激素替代治疗，其工作和生活能力可望接近正常，未能及时诊断和治疗者常丧失劳动力，且可因多种原因诱发危象，轻症患者经适当治疗后，其生活质量可如常人。

# 第四节　甲状腺疾病

## 一、单纯性甲状腺肿

甲状腺肿是指甲状腺上皮细胞良性增生所致的甲状腺体积增大和质量增加，根据甲状腺功能分为非毒性甲状腺肿和毒性甲状腺肿两类。非毒性甲状腺肿也称为单纯性甲状腺肿，指非炎症、肿瘤原因导致的不伴有临床甲状腺功能异常的甲状腺肿；毒性甲状腺肿是指伴有甲状腺毒症的甲状腺肿。单纯性甲状腺肿以散发为主，约占人群的5%，随年龄增加患病率增加，女性是男性的3~5倍。如果一地区儿童单纯性甲状腺肿的患病率超过10%，称之为地方性甲状腺肿。

【病因与发病机制】

1.地方性甲状腺肿　环境因素是导致地方性甲状腺肿的主要原因，碘缺乏是其最常见的原因，多见于山区和远离海洋的地区。碘是甲状腺合成甲状腺激素（TH）的重要原料之一，碘缺乏时TH合成减少，TSH分泌反馈性增加，刺激甲状腺增生肥大。甲状腺在长期TSH刺激下出现出血、纤维化、钙化，也可出现自主性功能亢进和毒性结节性甲状腺肿。甲状腺肿的患病率和甲状腺体积随着碘缺乏程度的加重而增加，补充碘剂后，甲状腺肿的患病率显著下降。在机体碘需要量增加的情况下也可出现代偿性甲状腺肿，如妊娠期、哺乳期和青春期等。

2.散发性甲状腺肿原因复杂。主要有：

（1）外源性因素：食物中的碘化物、致甲状腺肿的物质和药物等。

（2）内源性因素：甲状腺内的碘转运障碍、过氧化物酶活性缺乏等先天性遗传性甲状腺激素合成缺陷，造成甲状腺激素合成减少，TSH分泌反馈性增加，导致甲状腺肿，严重者可以出现甲状腺功能减退症。自身免疫及炎症反应等也能促进甲状腺生长，形成甲状腺肿。

【临床表现】

单纯性甲状腺肿可无症状，或仅因甲状腺肿大影响外观，严重时可出现压迫症状。甲状腺常呈轻、中度弥漫性肿大，表面光滑、质地较软、无压痛。随着病情缓慢发展，甲状腺进一步肿大常形成多发性结节。甲状腺肿严重压迫周围组织时可表现出相应的症状和体征：气管受压可出现咳嗽、气促、吸气性喘鸣，气管偏移；食管受压出现吞咽困难；喉返神经受压表现为声音嘶哑；胸骨后甲状腺肿可使得头部、颈部和上肢静脉回流受阻，出现晕厥等表现。病程较长者，甲状腺内形成的结节可有自主TH分泌，并可出现功能亢进。在地方性甲状腺肿流行地区，如严重缺碘，可出现地方性呆小病。

【实验室及其他检查】

1.甲状腺功能检查　血清促甲状腺激素（TSH）、总甲状腺素（TT4）、总三碘甲状腺原氨酸（TT3）正常，TT4/TT3的比值常增高。

2.血清甲状腺球蛋白（Tg）测定　Tg水平增高，增高的程度与甲状腺肿的体积呈正相关。

3.影像学检查　B超是确定甲状腺肿的最主要检查方法。可显示甲状腺的大小、形态、内部结构、结节及血流状况。核素扫描主要通过甲状腺摄取核素的能力评估甲状腺以及甲状腺结节形态和功能。CT或MRI主要用于明确甲状腺肿以及结节与邻近组织的关系等。

【诊断要点】

诊断主要依据患者有甲状腺肿而甲状腺功能基本正常。地方性甲状腺肿地区的流行病史有助于本病的诊断。甲状腺肿分度：

（1）看不到但能触及者为Ⅰ度；

（2）既能看到又能触及，但是肿大没有超过胸锁乳突肌外缘者为Ⅱ度：

（3）超过胸锁乳突肌外缘者为Ⅲ度。

【常用护理诊断/问题、措施及依据】

体像紊乱与甲状腺肿大致颈部增粗有关。

1.病情观察　观察患者甲状腺肿大的程度、质地以及进展情况，有无结节、压痛及压迫症状，如结节在短期内迅速增大，应警惕恶变。

2.用药护理　观察甲状腺药物的疗效及不良反应。观察补充碘剂、甲状腺激素后甲状腺肿是否缩小，甲状腺内是否出现结节；是否出现心悸、手震颤、怕热多汗等甲亢症状，一旦出现上述症状，应及时向医师汇报并给予相应处理。

3.其他护理措施

（1）提供心理支持　多与患者接触和交流，鼓励患者表达其感受，耐心倾听。讲解疾病有关知识，给患者提供有关疾病的资料，向患者说明身体外形的改变是疾病发生、发展过程的表现，只要积极配合检查和治疗，部分改变可恢复正常，消除紧张情绪，树立自信心。也可安排患有相同疾病并已治疗成功的病友进行交流。注意患者的心理状态和行为，预防自杀。必要时还可安排心理医生给予心理疏导。

（2）恰当修饰　指导患者改善自身形象。如甲状腺亢进症突眼的患者外出可戴深色眼镜；肥胖、侏儒和巨人症患者可指导其选择合身的衣服；毛发稀疏的患者外出可戴帽子等。恰当地修饰可以增加心理舒适和美感。

（3）建立良好的家庭互动关系　鼓励家属主动与患者沟通并参与对患者的护理，促进患者与家人之间的互动关系，以减轻患者内心的抑郁感。

（4）促进患者社会交往　鼓励患者加入社区中的各种社交活动，教育周围人群勿歧视患者，避免伤害其自尊。

【其他护理诊断/问题】

1.潜在并发症：呼吸困难、声音嘶哑、吞咽困难。

2.知识缺乏：缺乏药物及饮食等方面的知识。

【健康指导】

1.疾病预防指导

我国是碘缺乏病较严重的国家之一。1996年起，我国立法实施普遍食盐碘化，防治缺碘疾病，碘缺乏病得到了有效控制。食盐加碘应当根据地区的自然碘环境有区别地推行，并要定期监测居民的尿碘水平，碘充足和碘过量地区应使用无碘食盐，具有甲状腺疾病遗传背景或潜在甲状腺疾病的个体不宜食用碘盐。此外，妊娠和哺乳期妇女，应增加碘的摄入，以预防本病的发生。

2.饮食指导

指导患者多进食含碘丰富的食物，如海带、紫菜等海产品，食用碘盐，以预防缺碘所致的地方性甲状腺肿。一些食物如卷心菜、木薯、含钙或氟过多的饮水等，因含有致甲状腺肿或阻碍TH合成的物质，应避免摄入。

3.用药指导与病情监测

嘱患者按医嘱服药，不可擅自停药，以免复发。学会观察药物疗效及不良反应，如出现心动过速、呼吸急促、食欲亢进、怕热多汗、腹泻等甲状腺功能亢进症表现，应及时就诊。避免服用硫脲类、硫氰酸盐、锂盐及高氯酸盐等阻碍TH合成或释放的药物。

【预后】

本病经治疗后甲状腺肿可缩小或消失，症状和体征达到改善或缓解，预后较好。病史较长的多发性结节性甲状腺肿，尤其是50岁以上的患者，若摄入大量碘之后，可演变为毒性甲状腺肿。

甲状腺功能亢进症

甲状腺毒症指血液循环中甲状腺激素（TH）过多，引起以神经、循环、消化等系统兴奋性增高和代谢亢进为主要表现的一组临床综合征。引起甲状腺毒症的病因包括甲状腺功能亢进致合成分泌甲状腺激素增多和甲状腺破坏致甲状腺激素释放入血两种情况。根据甲状腺的功能状态，甲状腺毒症可分为甲状腺功能亢进型和非甲状腺功能亢进型。甲状腺功能亢进症，简称甲亢，是甲状腺本身产生过多TH所致的甲状腺毒症。非甲状腺功能亢进症是指服用外源性TH或炎症破坏甲状腺滤泡致滤泡内储存的TH过量进入血液循环而引起的甲状腺毒症。各种病因所致的甲亢中，以Graves病最多见。本节重点阐述Graves病。

Graves病又称弥漫性毒性甲状腺肿或Parry病、Basedow病，约占甲状腺毒症的60%~90%，患病率为1.1%~1.6%，我国学者报告是1.2%，国内5年随访累计发病率在（8.1~13.6）/1000，女性高发，男女比例为1：（4~6），高发年龄为20~50岁。

【病因与发病机制】

GD的发病机制未明，目前公认是遗传因素和环境因素共同作用的自身免疫性甲状腺疾病。

1.遗传因素　GD有显著的遗传倾向，部分患者有家族史。同胞兄妹发病危险为11.6%，同卵双生相继发生GD者达30%~60%（异卵双生3%~9%）。GD还是一个复杂的多基因疾病，目前发现与组织相容性复合体（MHC）基因相关。

2.免疫因素　本病以遗传易感性为背景，在感染、精神创伤等因素作用下诱发体内免疫功能紊乱。主要特征是患者血清中存在甲状腺细胞TSH受体的特异性自身抗体，称为TSH受体抗体，90%～100%未经治疗的GD患者TRAb阳性。

TRAb又分为TSH刺激性抗体（TSAb）和TSH刺激阻断性抗体（TSBAb），它们都可与TSH受体结合，但产生相反的效应：

（1）TSAb与TSH受体结合，激活腺苷酸环化酶信号系统，导致甲状腺细胞增生和TH合成、分泌增加；母体的TSAb也可以通过胎盘，导致胎儿或新生儿发生甲亢。

（2）TSBAb与TSH受体结合，抑制了TSH对甲状腺的刺激作用，TH产生减少，甲状腺萎缩。Graves病可以自发性发展为甲减，TSBAb的产生占优势是原因之一。此外，50%～90%的GD患者还存在甲状腺的其他自身抗体。

3.环境因素　环境因素，如细菌感染、应激和精神因素等，都对本病的发生和发展有影响。Graves眼（眶）病的发病危险因素还包括吸烟、药物（如干扰素、锂剂）、$^{131}$I和局部创伤等。

因此，GD是在遗传易感性的基础上，在感染、应激、药物等因素作用下，引起体内的免疫功能紊乱，最后导致甲状腺功能异常。

【临床表现】

多数起病缓慢，少数在感染或精神创伤等应激后急性起病。典型表现有TH分泌过多所致的高代谢综合征、甲状腺肿及眼征。老年和儿童患者表现多不典型。

1.甲状腺毒症表现

（1）高代谢综合征：由于TH分泌增多导致交感神经兴奋性增高和新陈代谢加速，患者常有疲乏无力、多汗、怕热、低热（危象时可有高热），糖耐量异常或糖尿病加重，负氮平衡，体重下降，尿钙等排出量增高等。

（2）精神神经系统：多言好动、紧张失眠、焦虑烦躁、易激动、易怒、注意力不集中、记忆力减退、腱反射活跃等，伸舌或双手向前平举时有细微震颤。

（3）心血管系统：心悸、持续性心动过速，睡眠和休息时有所降低但仍高于正常。甲状腺毒症可增强心脏对儿茶酚胺的敏感性，发挥正性肌力作用，出现外周血管扩张，心排血量代偿性增加等，导致甲状腺毒症性心脏病，亦称为甲亢性心脏病，主要表现为严重心律失常，如房颤、房扑等和心脏增大、心力衰竭、心绞痛、心肌梗死。近年来，甲亢性心脏病发病率有所增加，占甲亢的10%~22%，其出现的心力衰竭分为两种类型：一类是由心动过速和心排血量增加导致的心力衰竭，又称为“高排血量型心力衰竭”，多见于年轻患者，常随着甲亢的控制，心力衰竭得以恢复；另一类是诱发和加重已有的或潜在的缺血性心脏病而发生的心力衰竭，属于心脏衰竭，多见于老年患者。收缩压增高、舒张压下降和脉压增大也为甲亢的特征性表现。

（4）消化系统：多出现食欲亢进，肠蠕动加快，腹泻，排便次数增多。可出现肝大，肝功能异常，转氨酶升高，偶伴黄疸。

（5）肌肉与骨骼系统：主要表现为甲状腺毒症性周期性瘫痪（TPP），多见于亚洲青年男性，发病诱因包括运动、高糖饮食、饱餐、注射胰岛素等，病变主要累及下肢，常伴有低钾血症。慢性肌病者主要累及近端肌群的肩、髋肌，肌无力为进行性，伴肌萎缩，尿肌酸排泄量增高，还可伴发重症肌无力。甲亢也可影响骨骼脱钙而发生骨质疏松。

（6）生殖系统：女性常有月经稀少，周期延长，甚至闭经。男性可出现阳痿，偶见乳腺发育。

（7）造血系统：外周血淋巴细胞比例增加，单核细胞增加，白细胞总数减低，血小板寿命缩短，可伴发血小板减少性紫癜。

（8）皮肤、毛发及肢端表现：皮肤温暖湿润，颜面潮红。部分患者色素减退，出现毛发脱落、白癜风或斑秃。少数伴杵状指、软组织肿胀，指甲或趾甲和甲床分离，称为指端粗厚症。

胫前黏液性水肿为GD的特异性皮肤损害，与浸润性突眼同属自身免疫性病变，约见于5%的患者，白种人多见。水肿常见于小腿胫前下1/3处，偶见于足背和膝部、上肢甚至头部。皮损多为对称性，初起时呈暗紫红色，继而出现皮肤粗厚，呈片状或结节状叠起，最后呈树皮状，下肢粗大似象皮腿。

（9）甲状腺危象：也称甲亢危象，是甲状腺毒症急性加重的综合征，发生原因可能与短时间内大量T3、T4释放入血有关。本病多发生于甲亢较重而未给予治疗或治疗不充分的患者。

1）常见诱因：①应激状态，如感染、手术、放射性碘治疗、精神刺激、过度劳累、急性创伤等；②严重躯体疾病，如心力衰竭、低血糖症、败血症、脑卒中、急腹症等；③口服过量TH制剂；④甲状腺手术准备不充分或术中过度挤压甲状腺等。

2）典型临床表现：原有甲亢症状加重、高热（常在39℃以上）、大汗、心动过速（140次/分以上）、恶心呕吐、腹痛腹泻、烦躁不安、谵妄，严重患者可有心衰休克及昏迷等。死亡率在20%以上，死亡原因多为高热虚脱，心力衰竭，肺水肿，严重水、电解质代谢紊乱等。诊断主要靠临床表现综合判断。临床上高度怀疑本症及有危象前兆者应按甲亢危象处理。

2.甲状腺肿多数患者有不同程度的甲状腺肿大，常为弥漫性、对称性肿大，质地中等、无压痛，随吞咽上下移动。肿大程度与甲亢病情轻重无明显关系。甲状腺血流增多，可触及震颤、闻及血管杂音，为GD的特异性体征。

3.眼部表现　GD的眼部表现分为两类：

一类为单纯性突眼，病因与甲状腺毒症所致的交感神经兴奋性增高以及TH的β肾上腺能样作用致眼外肌、提上睑肌张力增高有关。单纯性突出表现为：

（1）轻度突眼：突眼度在18mm以内；

（2）瞬目减少或凝视（Stellwag征）：眼神炯炯发亮：

（3）上眼睑挛缩，眼裂增宽（Dalrymple征）；

（4）上眼睑移动滞缓（vonGraefe征）：双眼向下看时，上眼睑不能随眼球下落，显现白色巩膜：

（5）Joffroy征：向上看时，前额皮肤不能皱起：

（6）两眼内聚减退或不能（Mobius征）：两眼看近物时，眼球辐辏不良。

另一类为浸润性突眼，即Graves眼（眶）病，亦称甲状腺相关性眼（眶）病（TAO），与发生于眶组织的自身免疫炎症反应有关。男性多见，单眼受累的患者占10%～20%，由于累及的部位和程度不同，表现为眼内异物感、畏光、流泪、复视视力减退、眼部静息或运动后疼痛等。检查可见眼球突出常不对称，突眼度超过正常值上限3mm（中国人群突眼度女性16mm，男性18.6mm），眼睑肿胀，眼睑不能闭合，结膜充血水肿，眼球活动受限；严重者眼球固定，视野缩小，角膜外露而形成角膜溃疡、全眼炎，甚至失明。

美国甲状腺学会将GO分为0～6级，取每一级的第一个英文字母组成NO SPECS，N0（0级和1级）表示为正常眼和非浸润性突眼，SPECS（2～6级）为GO的临床表现。临床活动性评分（clinicalactivityscore，CAS）是判断GO活动性的简便方法。CAS积分＞3分提示GO处于活动期，积分越多，活动度越高。

4.特殊类型GD

（1）T3型甲状腺毒症：多见于碘缺乏地区和老年人。是由于甲状腺功能亢进时，

T3和T4比例失调，T3显著多于T4所致。GD、毒性结节性甲状腺肿和自主高功能性腺瘤都可以发生T3型甲亢，实验室检查TT4、游离甲状腺素（FT4）正常，TT3与游离三碘甲状腺原氨酸（FT3）增高，TSH水平降低，甲状腺$^{131}$I摄取率增加。

（2）淡漠型甲亢：多见于老年人，发病隐匿，高代谢综合征、眼征和甲状腺肿均不明显。全身症状较重，明显消瘦、心悸、乏力、腹泻、厌食、抑郁淡漠，有时神志模糊，甚至昏迷，可伴有心房颤动、震颤和肌病等体征。70%的患者无甲状腺肿大。

（3）亚临床型甲亢：其特点是血清T3、T4正常TSH降低，不伴或伴有轻微的甲亢症状，主要依赖实验室检查结果诊断。本病可能发生于GD早期、GD经手术或放射性碘治疗后、各种甲状腺炎恢复期，少数可进展为临床甲亢。

（4）妊娠期甲状腺功能亢进症：简称妊娠甲亢，主要有以下几种特殊情况：①妊娠合并甲亢。如孕妇体重不随妊娠月份而相应增加，或四肢近端肌肉消瘦或休息时心率在100次/分以上应怀疑甲亢。由于妊娠引起甲状腺激素结合球蛋白增高，使血清TT4和TT3增高，所以妊娠甲亢的诊断应依赖血清FT4，FT3和TSH。②妊娠一过性甲状腺毒症：人绒毛膜促性腺激素（HCG）与TSH具有相同的亚基单位，大量HCG刺激TSHR而出现甲亢表现，主要发生在妊娠早期，病情较轻。③新生儿甲状腺功能亢进症：母体的TRAb通过胎盘刺激胎儿的甲状腺引起新生儿甲亢。④产后GD：产后由于免疫抑制的解除，容易发生GD。

【实验室及其他检查】

1.血清甲状腺激素测定

（1）血清游离甲状腺素（FT4）与游离三碘甲状腺原氨酸（FT3）：FT3、FT4不受血中甲状腺结合球蛋白（TBG）影响，直接反映甲状腺功能状态，是临床诊断甲亢的首选指标。

（2）血清总甲状腺素（TT4）：该指标稳定、重复性好，是诊断甲亢的主要指标之一，受TBG等结合蛋白量和结合力变化的影响。

（3）血清总三碘甲状腺原氨酸（TT3）：受TBG的影响，为早期GD、治疗中疗效观察及停药后复发的敏感指标，也是诊断T3型甲亢的特异性指标。老年淡漠型甲亢或久病者TT3可正常。

2.促甲状腺激素（TSH）测定血清TSH浓度的变化是反映甲状腺功能最敏感的指标。目前敏感TSH测定即STSH成为筛查甲亢的第一线指标，使得诊断亚临床甲亢成为可能。

3.促甲状腺激素释放激素（TRH）兴奋试验，目前已用敏感的TSH取代了TRH刺激试验诊断不典型甲亢，TRH仅用于鉴别诊断困难时。GD时血T3、T4增高，反馈抑制TSH，故TSH不受TRH兴奋，TSH不增高（无反应）支持甲亢的诊断，TSH有升高反应可排除本病。

4.甲状腺$^{131}$I摄取率为诊断甲亢的传统方法，但不能反映病情严重程度与治疗中的病情变化，目前已被激素测定技术所替代。甲亢时$^{131}$I摄取率表现为总摄取量增高，摄取高峰前移。本方法现主要用于甲状腺毒症病因的鉴别：甲状腺功能亢进类型的甲状腺毒症$^{131}$I摄取率增高；非甲状腺功能亢进类型的甲状腺毒症$^{131}$I摄取率减低。

5.三碘甲状腺原氨酸（T3）抑制试验用于鉴别单纯性甲状腺肿和甲亢，甲亢患者在试验中甲状腺$^{131}$I摄取率不能被抑制。也有学者提出本试验可作为抗甲状腺药物治疗甲亢的停药指标。

6.TSH受体抗体（TRAb）是鉴别甲亢病因、诊断GD的重要指标之一。新诊断的GD患者血中TRAb阳性检出率可达75%～96%，有早期诊断意义，可判断病情活动、复发，还可作为治疗停药的重要指标。但其仅能反映有TSH受体自身抗体的存在，不能反映这种抗体的功能。

7.TSH受体刺激抗体（TSAb）是鉴别甲亢病因、诊断GD的重要指标之一，未经治疗的GD患者血中TSAb阳性检出率可达85%～100%。与TRAb相比，TSAb不仅反映了这种抗体与TSH受体结合，而且还反映了这种抗体对甲状腺细胞的刺激功能。

8.影像学检查B超、放射性核素扫描、眼部CT和MRI等有助于甲状腺、异位甲状腺肿和球后病变性质的诊断，可根据需要选用。

【诊断要点】

根据高代谢综合征、甲状腺肿大的表现，结合血清TT4、FT4增高，TSH减低即可诊断为甲亢。而甲亢诊断的成立以及弥漫性甲状腺肿大则是诊断GD的必备条件。早期轻症、小儿及老年人的不典型甲亢，则有赖于甲状腺功能检查和其他必要的特殊检查方可确诊，还要排除其他原因所致的甲亢。

【护理评估】

1.病史

（1）患病及治疗经过：详细询问患者患病的起始时间、主要症状及其特点，如有无疲乏无力、怕热、多汗、低热、多食、消瘦、急躁易怒、排便次数增多，有无心悸、胸闷、气短等。询问有无甲亢危象征兆，如高热、大汗、心动过速、烦躁不安、谵妄、呼吸急促、恶心、呕吐、腹泻等。询问有无感染、口服过量TH制剂、严重精神创伤等诱发因素。询问患病后检查和治疗经过，目前用药情况和病情控制情况等。对育龄妇女要询问患者的月经、生育情况。

（2）心理–精神–社会状况：评估患者患病后对日常生活的影响，是否有睡眠活动量及活动耐力的改变。甲亢患者因神经过敏、急躁易怒、身体外形改变等，易与家人或同事发生争执，导致人际关系紧张。因此，注意评估患者有无焦虑、多疑等心理变化。注意患者及家属对疾病知识的了解程度，患者所在社区的医疗保健服务情况等。

2.身体评估

（1）一般状态：①生命体征：观察有无体温升高、脉搏加快、脉压增大等表现；②意识精神状态；观察患者有无兴奋易怒、失眠不安等表现或神志淡漠、嗜睡反应、迟钝等；③营养状况：评估患者有无消瘦、体重下降、贫血等营养状况改变。

（2）皮肤黏膜：评估皮肤是否湿润、多汗，有无皮肤紫癜，胫骨前皮肤有无增厚、变粗及大小不等的红色斑块和结节。

（3）眼征：观察和测量突眼度。评估有无眼球突出、眼裂增宽，有无视力疲劳畏光、复视、视力减退、角膜溃疡等。

（4）甲状腺：了解甲状腺肿大程度，是否呈弥漫性、对称性，有无震颤和血管杂音。

（5）心脏、血管：有无心悸、心尖部收缩期杂音、心律失常等。有无周围血管征。

（6）消化系统：有无食欲亢进、稀便、排便次数增加等。

（7）骨骼肌肉，有无肌无力、肌萎缩等。

3.实验室其他检查

（1）血清TH水平有无升高，TSH有无降低。

（2）血中TRAb及其他自身抗体是否阳性。

（3）甲状腺摄取率是否增高，T3抑制试验是否显示甲状腺摄$^{131}$I率不能被明显抑制。

【常用护理诊断/问题】

1.营养失调：低于机体需要量与基础代谢率增高导致代谢需求大于摄入有关。

2.活动无耐力与蛋白质分解增加、甲状腺毒症性心脏病、肌无力等有关。

3.应对无效与性格及情绪改变有关。

4.组织完整性受损与浸润性突眼有关。

5.潜在并发症：甲状腺危象。

【目标】

1.患者能恢复并保持正常体重。

2.能逐步增加活动量，活动时无明显不适。

3.能恢复并保持足够的应对能力。

4.能切实执行保护眼睛的措施，无感染发生，角膜无损伤。

5.能积极避免可诱发甲状腺危象的因素，发生甲状腺危象能得到及时救治。

【护理措施及依据】

1.营养失调：低于机体需要量

（1）监测体重：经常测量体重，根据患者体重变化调整饮食计划。

（2）饮食护理：因患者处于高代谢状况，能量消耗大，应给予高热量、高蛋白质、高维生素及矿物质丰富的饮食。主食应足量，可以增加奶类、蛋类、瘦肉类等优质蛋白质以纠正体内的负氮平衡，多摄取新鲜蔬菜和水果。鼓励患者多饮水，每天饮水2000～3000ml以补充出汗、腹泻、呼吸加快等所丢失的水分，但对并发心脏疾病者应避免大量饮水，以防止因血容量增加而加重水肿和心力衰竭。禁止摄入刺激性的食物及饮料，如浓茶、咖啡等，以免引起患者精神兴奋。减少食物中粗纤维的摄入，以减少排便次数。避免进食含碘丰富的食物，应食用无碘盐，忌食海带、海鱼、紫菜等，慎食卷心菜、甘蓝等易致甲状腺肿的食物。

（3）用药护理：护士应指导患者正确用药，不可自行减量或停药，并密切观察药物的不良反应，及时处理。

抗甲状腺药物的常见不良反应及处理措施有：

1）粒细胞减少：多发生在用药后2～3个月内，严重者可致粒细胞缺乏症，因此必须指导患者定期复查血象。如患者伴有发热、咽痛等症状，外周血白细胞低于$3 \times 10^9$/L或中性粒细胞低于$1.5 \times 10^9$/L应停药，并遵医嘱给予促进白细胞生成的药。

2）药疹：较常见，可用抗组胺药控制，不必停药。如出现皮肤瘙痒、团块状严重皮疹等则应立即停药，以免发生剥脱性皮炎。

3）其他：若发生中毒性肝炎、肝坏死、精神病、胆汁淤滞综合征、狼疮样综合征、味觉丧失等，应立即停药。β受体阻断药，如普萘洛尔对于支气管或喘息型支气管炎患者禁用。

2.活动无耐力

（1）休息与活动：根据患者目前的活动量及日常生活习惯，与患者及家属共同制订个体化活动计划，活动不宜疲劳。适当增加休息时间，维持充足睡眠，防止病情加重。有心力衰竭或严重感染者应卧床休息。

（2）环境：保持环境安静，避免噪声和强光刺激，相对集中时间进行治疗、护理。甲亢患者因怕热多汗，应安排通风良好的环境，室温维持20℃左右。

（3）生活护理：指导和协助患者完成日常的生活自理，如洗漱、进餐、如厕等。对大量出汗的患者应加强皮肤护理，及时更换衣服及床单。

3.应对无效

（1）心理护理：护士应向患者及家属解释病情，提高他们对疾病的认知水平，让患者及其亲属了解其情绪、性格的改变是暂时的，可因治疗而得到改善。鼓励患者表达内心感受，理解和同情患者，建立互信关系。与患者共同探讨控制情绪和减轻压力的方法，指导和帮助患者正确处理生活中的突发事件。

（2）家庭和社会支持：为患者提供有利于改善情绪的环境。如保持居室安静和轻松的气息：避免提供兴奋、刺激的消息，以减轻患者激动、易怒的精神症状。鼓励患者参加团体活动，以免因社交障碍产生焦虑。患者病情稳定转入社区后，社区护士继续给予心理指导，以保证甲亢患者情绪护理的延续性，促进患者康复。

（3）病情观察：观察患者精神状态和手指震颤情况，注意有无焦虑、烦躁、心悸等甲亢加重的表现，必要时使用镇静药。

4.组织完整性受损

（1）眼部护理：预防眼睛受到刺激和伤害。外出戴深色眼镜，减少光线、灰尘和异物的侵害。以眼药水湿润眼睛，避免干燥；睡前涂抗生素眼膏，眼睑不能闭合者用无菌纱布或眼罩覆盖双眼。指导患者当眼睛有异物感、刺痛或流泪时，勿用手直接揉眼睛，可用1%甲基纤维素或0.5%氢化可的松溶液滴眼，以减轻症状。睡眠或休息时抬高头部，以减轻球后水肿和眼睛胀痛。

（2）用药护理：限制钠盐摄入，遵医嘱适量使用利尿药，以减轻组织充血、水肿。

（3）病情观察：定期至眼科行角膜检查以防角膜溃疡造成失明，如有畏光、流泪、疼痛、视力改变等角膜炎、角膜溃疡先兆，应立即复诊。

5.潜在并发症：甲状腺危象

（1）避免诱因：指导患者进行自我心理调整，避免感染、严重精神刺激、创伤等诱发因素。

（2）病情监测：观察生命体征和神志变化。若原有甲亢症状加重，并出现发热（体温＞39℃）、严重乏力、烦躁、多汗、心悸、心率＞140次/分、食欲减退、恶心、呕吐、腹泻、脱水等，应警惕甲状腺危象发生，立即报告医师并协助处理。

（3）紧急处理配合

1）立即吸氧：绝对卧床休息，呼吸困难时取半卧位，立即给予吸氧。

2）及时准确给药：迅速建立静脉通路。遵医嘱使用PTU、复方碘溶液、β受体阻断药、氢化可的松等药物。严格掌握碘剂的剂量，并观察中毒或过敏反应。准备好抢救药物，如镇静药、血管活性药物、强心药等。

3）密切观察病情变化：定时测量生命体征，准确记录24小时出入量，观察神志的变化。

（4）对症护理：体温过高者给予冰敷或酒精擦浴降温。躁动不安者使用床档保护患者安全。昏迷者加强皮肤、口腔护理，定时翻身，防止压疮、肺炎的发生。腹泻严重者应注意肛周护理，预防肛周感染。

【评价】

1.患者体重恢复至正常范围并保持稳定。

2.能耐受日常活动，生活自理，活动耐力增加。

3.能解释情绪和行为改变的原因，能正确处理生活突发事件。

4.能采取各项保护眼睛的措施，无结膜炎、角膜炎等并发症出现。

5.未发生甲状腺危象或发生甲状腺危象时能及时发现和处理。

【其他护理诊断/问题】

1.知识缺乏：缺乏药物治疗及自我护理相关知识。

2.体液不足与多汗、呕吐、腹泻有关。

3.体像紊乱与突眼、甲状腺肿大有关。

【健康指导】

1.疾病知识指导

告知患者有关甲亢的知识和保护眼睛的方法，教会其自我护理。指导患者注意加强自我保护，上衣领宜宽松，避免压迫甲状腺，严禁用手挤压甲状腺以免TH分泌过多加重病情。鼓励患者保持身心愉快，避免精神刺激或过度劳累，建立和谐的人际关系和良好的社会支持系统。

2.用药指导与病情监测

指导患者坚持遵医嘱、按剂量、按疗程服药，不可随意减量和停药。服用抗甲状腺药物的最初3个月，每周查血象1次，每隔1~2个月做甲状腺功能测定，每天清晨起床前自测脉搏，定期测量体重。脉搏减慢、体重增加是治疗有效的标志。若出现高热、恶心、呕吐、不明原因腹泻、突眼加重等，警惕甲状腺危象的可能，应及时就诊。

3.生育指导

对有生育需要的女性患者，应告知其妊娠可加重甲亢，宜治愈后再妊娠。对妊娠期甲亢患者，应指导其避免各种可能对母亲及胎儿造成影响的因素，宜选用抗甲状腺药物治疗，禁用碘治疗，慎用普萘洛尔，加强胎儿监测。产后如需继续服药，则不宜哺乳。

4.社区—家庭支持

指导患者出院后到所属社区卫生服务中心建档，充分利用社区卫生资源，接受社区延续性护理服务。社区护士应对甲亢患者定期进行家访，给予相应的健康指导。评估内容包括患者的日常生活方式、病情、服药依从性、情绪状态、人际关系等，鼓励家属主动关心患者并理解患者的情绪变化，促进患者与家属之间的良性互动，以促进患者的康复。

【预后】

本病病程较长，经积极治疗后预后较好，少数患者可自行缓解。ATD治疗的患者缓解率差异很大，约为20%~60%。手术治疗的缓解率高于ATD，且复发率低于ATD，但是永久性甲减的发生率高于ATD，部分甲减者需TH终身替代治疗。66%的GO患者可自行减轻，20%无变化，14%继续恶化。

三、甲状腺功能减退症

甲状腺功能减退症简称甲减，指各种原因导致的低甲状腺激素血症或甲状腺激素抵抗而引起的全身性低代谢综合征，其病理特征是黏多糖在组织和皮肤堆积，表现为黏液性水肿（myxedema）。在引起甲减的病因中，原发性甲减约占99%。起病于胎儿或新生儿的甲减称为呆小病，又称克汀病，常伴有智力障碍和发育迟缓。起病于成人者称成年型甲减。国外报告临床甲减患病率为0.8%~1.0%，发病率为3.5/1000；我国学者报告的临床甲减患病率为1.0%，发病率为2.9/1000。成年型甲减女性较男性多见。本节主要介绍成年型甲减。

【分类】

1.根据病变发生的部位分类

（1）原发性甲减最常见，由甲状腺腺体本身病变引起，如自身免疫、甲状腺手术和甲亢$^{131}$I治疗；

（2）中枢性甲减少见，常因下丘脑和垂体肿瘤、手术、放疗、产后垂体出血坏死引起；

（3）甲状腺激素抵抗综合征，属于常染色体显性或隐性遗传病，可有甲减或甲亢的表现。

2.根据病变的原因分类

自身免疫性甲减、药物性甲减、甲状腺手术后甲减、$^{131}$I治疗后甲减、特发性甲减、垂体或下丘脑肿瘤手术后甲减等。

3.根据甲状腺功能减退的程度分类临床甲减和亚临床甲减。

【病因与发病机制】

甲减的病因复杂，以原发性多见，自身免疫损伤是最常见的原因，其次为甲状腺破坏，包括手术、$^{131}$I治疗；继发性甲减少见。甲减发病机制因病因不同而异。

1.自身免疫损伤　最常见的是自身免疫性甲状腺类引起的TH合成和分泌减少，包括桥本甲状腺炎、萎缩性甲状腺炎、亚急性淋巴细胞性甲状腺炎和产后甲状腺炎等。

2.甲状腺破坏　包括甲状腺次全切除、$^{131}$I治疗等导致甲状腺功能减退。

3.下丘脑和垂体病变　垂体外照射、垂体大腺瘤、颅咽管瘤及产后大出血引起的TRH和TSH产生和分泌减少所致。

4.碘过量　碘过量可引起具有潜在性甲状腺疾病者发生甲减，也可诱发和加重自身免疫性甲状腺炎。

5.抗甲状腺药物的使用　如锂盐、硫脲类等可抑制TH合成。

【临床表现】

成年型甲减常隐匿发病，早期症状多变且缺乏特异性，进展缓慢，典型症状常在几个月甚至几年后才显现出来。

1.低代谢症群　主要表现为易疲劳、怕冷、体重增加、行动迟缓。因血液循环差和热能生成减少，体温可低于正常。

2.精神-神经系统　轻者有记忆力、注意力、理解力、计算力减退。嗜睡症状突出，反应迟钝。重者可表现为痴呆、智力低下、抑郁、幻想、昏睡或惊厥。

3.皮肤改变　皮肤黏液性水肿为非凹陷性，常见于眼周、手和脚的背部以及锁骨上窝。典型者可见黏液性水肿面容：表情淡漠、呆板，颜面水肿。鼻、唇增厚，舌厚大、发音不清，言语缓慢，音调低哑。皮肤干燥发凉、粗糙。毛发干燥稀疏，眉毛外1/3脱落。由于高胡萝卜素血症，手足皮肤呈黄色。

4.肌肉与关节　肌肉乏力，可有肌萎缩。部分患者可伴有关节病变，偶有关节腔积液。

5.心血管系统　心肌黏液性水肿导致心肌收缩力减弱、心动过缓、心排血下降，组织供血减少，严重者由于心肌间质水肿、心肌纤维肿胀、左心室扩张和心包积液导致心脏增大，称之为甲减性心脏病。久病者由于血胆固醇增高易并发冠心病。10%的患者伴有血压增高。

6.血液系统　主要表现为贫血。导致贫血的原因主要包括：

(1)需氧量减少以及促红细胞生成素不足，红细胞数量减少，发生正色素性贫血；

(2)吸收不良或摄入不足所致叶酸、维生素$B_{12}$缺乏引起大细胞性贫血，12%的甲减患者伴有恶性贫血；

(3)月经量过多及胃酸缺乏导致铁吸收不足可引起小细胞性贫血；

(4)凝血因子浓度下降、毛细血管脆性增加以及血小板吸附功能下降，均易导致出血倾向。

7.消化系统　常有畏食、腹胀、便秘等，严重者可出现麻痹性肠梗阻或黏液水肿性巨结肠。

8.内分泌生殖系统　长期甲减可引起高催乳素血症和溢乳。儿童甲减可致生长发育迟缓。成年女性重度甲减可伴性欲减退、排卵障碍、月经周期紊乱和经血增多。男性患者可有性欲减退、阳痿和精子减少。

9.黏液性水肿昏迷　多见于老年人或长期未获治疗者，于寒冷时发病。常见诱因有寒冷、感染、手术、严重躯体疾病、中断甲状腺激素治疗和使用麻醉、镇静药物等。临床表现为嗜睡，低体温（体温＜35℃），呼吸减慢，心动过缓，血压下降，四肢肌肉松弛，反射减弱或消失，甚至昏迷、休克，可因心、肾衰竭危及患者生命。

【实验室及其他检查】

1.血细胞及生化检查　血红蛋白及红细胞减少，多为轻、中度正细胞正色素性贫血。血清胆固醇、甘油三酯、低密度脂蛋白常增高，高密度脂蛋白降低。血胡萝卜素增高。

2.甲状腺功能检查　TT4、FT4降低是诊断本病的必备指标。原发性甲减血TSH升高，先于T4，的降低，故血清TSH是评估原发性甲状腺功能异常最敏感和最早期的一线指标。血清TT4、FT3早期正常，晚期减低。亚临床甲减仅有血清TSH升高，血清TT4、FT4正常，甲状腺摄碘率降低。临床甲减血清TSH升高，血清TT4/FT4降低，严重时TT3和FT3减低。

3.病变定位　TRH兴奋试验主要用于原发性甲减与中枢性甲减的鉴别。静脉推注TRH后，血清TSH不增高者提示垂体性甲减；延迟升高者为下丘脑性甲减；血清TSH在增高的基值上进一步增高，提示原发性甲减。影像学检查有助于异位甲状腺、下丘脑-垂体病变的确定。

4.心功能检查心电图示低电压、窦性心动过缓等。心肌收缩力下降，射血分数减少等。

【诊断要点】

根据临床表现、实验室检查如血清TSH增高、FT4、TT4减低，原发性甲减即可成立。如果血清TSH减低或者正常，TT4、FT4减低，考虑中枢性甲减，可通过TRH兴奋试验证实。早期轻型甲减多不典型，需与贫血、垂体瘤、特发性水肿、肾病综合征、肾炎及冠心病等鉴别。

【常用护理诊断/问题、措施及依据】

1.便秘与代谢率降低及体力活动减少引起的肠蠕动减慢有关。

（1）饮食护理：给予高蛋白、高维生素、低钠、低脂肪饮食，细嚼慢咽，少量多餐。进食粗纤维食物，如蔬菜、水果或全麦制品，促进胃肠蠕动。桥本甲状腺炎所致甲状腺功能减退症者应避免摄取含碘食物和药物，以免诱发严重黏液性水肿。

（2）建立正常的排便形态：指导患者每天定时排便，养成规律排便的习惯，并为卧床患者创造良好的排便环境。教会患者促进便意的技巧，如适当按摩腹部、肛周。鼓励患者每天进行适度的运动，如散步、快走等。

2.体温过低与机体基础代谢率降低有关

（1）加强保暖：调节室温在22~23℃之间，注意告知患者保暖防寒。

（2）病情观察：监测生命体征，观察患者有无寒战、皮肤苍白等体温过低表现及心动过缓等现象，并及时处理。

3.潜在并发症：黏液性水肿昏迷

（1）避免诱因：避免寒冷、感染、手术、使用麻醉镇痛药等诱发因素。

（2）病情监测：观察神志、生命体征的变化及全身黏液性水肿情况，每天记录患者体重。患者若出现体温低于35℃、呼吸浅慢、心动过缓、血压降低、嗜睡等表现，或出现口唇异常、呼吸深长等症状，立即通知医师并配合抢救处理。

（3）黏液性水肿昏迷的护理：①建立静脉通道，遵医嘱给予急救药物。②保持呼吸道通畅，吸氧，必要时配合医生行气管插管或气管切开。③监测生命体征和动脉血气分析的变化，记录24小时出入量。④注意保暖。

【其他护理诊断/问题】

1.超重/肥胖与代谢率降低致摄入大于需求有关。

2.活动无耐力与甲状腺激素不足所致肌肉乏力、心功能减退、贫血有关。

3.性功能障碍与甲状腺激素不足所致内分泌和生殖系统功能低下有关。

【健康指导】

1.疾病知识指导

告知患者发病原因及注意事项，如碘过量或者药物引起甲减者应调整剂量或停药。注意个人卫生，预防感染和创伤。冬季注意保暖。慎用催眠、镇静、止痛、麻醉等药物。

2.用药指导

对需终身替代治疗者，向其解释终身坚持服药的必要性。不可随意停药或变更剂量，否则可能导致心血管等系统疾病。指导患者自我监测甲状腺激素服用过量的症状，如出现多食消瘦、脉搏＞100次/分、体重减轻、发热、大汗、情绪激动等情况时，及时报告医师。替代治疗效果最佳的指标为血TSH恒定在正常范围内，替代治疗4～8周监测血清TSH；治疗达标后，长期替代者宜每6～12个月复查1次。服用利尿药时，指导患者记录24小时出入量。

3.病情监测指导

给患者讲解黏液性水肿昏迷发生的原因及表现，学会自我观察。若出现嗜睡、体温＜35℃、呼吸减慢、低血压、心动过缓等，应及时就医。指导患者定期复查心肝肾功能、甲状腺功能、血细胞等。

【预后】

甲减治疗效果较好，如能及时治疗，病情可得到显著改善，一般预后良好，但大多数患者需终身服药治疗。如不及时治疗，患者病情将逐渐加重，可因并发心脏病或黏液性水肿昏迷而死亡。黏液性水肿昏迷的预后差，死亡率高达70%。

# 第五节　嗜铬细胞瘤

嗜铬细胞瘤（pheochromocytoma）来源于肾上腺髓质、交感神经节或其他部位的嗜铬组织，肿瘤持续或间断地释放大量儿茶酚胺，引起持续性或阵发性高血压和多个器官功能及代谢紊乱。约10%为恶性。本病以20~50岁最多见，男女发病率无明显差异。

【病因与发病机制】

嗜铬细胞瘤病因不明。位于肾上腺者约占80%~90%，多为一侧性，少数为双侧性或一侧肾上腺瘤与另一侧肾上腺外瘤并存；多发性铬细胞瘤较多见于儿童和家族性患者。肾上腺外嗜铬细胞瘤主要位于腹部，多在腹主动脉旁，其他少见部位为肾门、肾上腺、肝门区、肝及下腔静脉之间等。腹外者甚少见，可位于胸内、颈部、颅内等。

肾上腺髓质的嗜铬细胞瘤可产生去甲肾上腺素和肾上腺素，以前者为主，极少数只分泌肾上腺素，家族性嗜铬细胞瘤以肾上腺素为主。肾上腺外嗜铬细胞瘤除主动脉旁嗜铬体所致者外，只产生去甲肾上腺素，不能合成肾上腺素，因为将去甲肾上腺素转变为肾上腺素的苯乙醇胺N-甲基转移酶需要高浓度的皮质醇才能激活，只有肾上腺髓质及主动脉旁嗜铬体才具备此条件。

嗜铬细胞瘤可产生多种肽类激素如舒血管肠肽、P物质、鸦片肽、生长抑素、血管活性肠肽、神经肽Y等，可引起面色潮红、便秘、腹泻、面色苍白、血管收缩及低血压或休克等不典型症状。

【临床表现】

以心血管症状为主，兼有其他系统的表现。

1.心血管系统表现

（1）高血压：为最主要症状，有阵发性和持续性两型，持续性亦可有阵发性加剧。

1）阵发性高血压型：阵发性高血压发作是嗜铬细胞瘤患者的特征性表现。平时血压正常，而情绪激动、体位改变、吸烟、创伤、排便、灌肠、扪压肿瘤、腹膜后空气造影等情况可诱发血压升高。发作时血压骤升，收缩压达200～300mmHg，舒张压达130～180mmHg（以释放去甲肾上腺素为主者更明显），伴剧烈头痛，面色苍白，大汗淋漓，心动过速（以释放肾上腺素为主者更明显），心前区及上腹部紧迫感，可有心前区疼痛、心律失常、焦虑、恐惧感、恶心、呕吐、视力模糊、复视。特别严重者可并发急性左心衰竭或脑血管意外。发作终止后，患者可出现皮肤潮红、全身发热、流涎、瞳孔缩小等迷走神经兴奋症状，并可有尿量增多。发作时间一般为数分钟，长者可达1～2小时或更久。发作频繁者1天数次，少者数月1次。随着病情进展，发作渐频、时间渐长，一部分患者可发展为持续性高血压伴阵发性加剧。

2）持续性高血压型：对以下高血压患者应考虑嗜铬细胞瘤的可能性：①常用降压药效果不佳，但α受体阻断药、钙通道阻滞剂有效。②交感神经过度兴奋（多汗、心动过速）、高代谢（低热、体重降低）、头痛、焦虑、烦躁，伴直立性低血压或血压波动大。如上述情况见于儿童或青年人，则更应考虑本病的可能性。发生直立性低血压的原因，可能为循环血容量不足，以及维持站立位血压体位反射的张力下降所致。

部分儿童或少年病情发展迅速，呈急进型（恶性）高血压过程，表现为：舒张压高于130mmHg，眼底损害严重，短期内出现视神经萎缩，以致失明，可发生氮质血症、心力衰竭、高血压脑病。

（2）低血压、休克：本病可发生低血压，甚至休克，或高血压与低血压交替发生。低血压和休克的发生有以下原因：

1）肿瘤骤然发生出血、坏死，以致停止释放儿茶酚胺；

2）大量儿茶酚胺引起严重心律失常或心力衰竭，致心排血量锐减；

3）肿瘤分泌肾上腺素，兴奋肾上腺素能β受体，使周围血管扩张；

4）大量儿茶酚胺使血管强烈收缩、组织缺氧、微血管通透性增加，血浆外溢，血容量减少；

5）肿瘤分泌多种扩血管物质，如舒血管肠肽、肾上腺髓质素等。高血压与低血压交替发生的原因可能与肿瘤释放的缩血管物质（去甲肾上腺素、肾上腺素）和舒血管物质（肾上腺髓质素）比例变化有关。

（3）心脏表现：大量儿茶酚胺可引起儿茶酚胺性心肌病，伴心律失常，期前收缩、阵发性心动过速，甚至心室颤动。部分患者可发生心肌退行性变、坏死、炎性改变。患者可因心肌的损害发生心力衰竭或因持续性血压增高而发生心肌肥厚、心脏扩大、心力衰竭、非心源性肺水肿。

2.代谢紊乱

（1）基础代谢增高：肾上腺素作用于中枢神经及交感神经系统，使患者耗氧量增加。代谢亢进引起发热、消瘦。

（2）糖代谢紊乱：肝糖原分解加速及胰岛素分泌受抑制而肝糖异生加强，可引起血糖升高，糖耐量减低。

（3）脂代谢紊乱：脂肪分解加速、血游离脂肪酸增高。

（4）电解质紊乱：少数患者可出现低钾血症，可能与儿茶酚胺促使$K^+$进入细胞内液增加肾素、醛固酮分泌有关。也可出现高钙血症，可能与肿瘤分泌甲状旁腺激素相关蛋白有关。

3.其他临床表现

（1）消化系统：肠蠕动及张力减弱，可引起便秘，甚至肠扩张。儿茶酚胺可使胃肠壁内血管发生增殖性和闭塞性动脉内膜炎，造成肠坏死、出血和穿孔。胆石症发生率较高，与儿茶酚胺使胆囊收缩减弱、Oddi括约肌张力增强所致的胆汁潴留有关。

（2）腹部肿块：少数患者可出现左或右侧中上腹肿块，要及时注意可能诱发高血压。恶性嗜铬细胞瘤可转移至肝，引起肝脏肿大。

（3）泌尿系统：病程长及病情重者可发生肾功能减退。膀胱内嗜铬细胞瘤患者排尿时常引起高血压发作，可出现膀胱扩张、无痛性肉眼血尿，膀胱镜检查有助于诊断。

（4）血液系统：在大量肾上腺素作用下，血容量减少，血细胞重新分布，外周血中白细胞增多，有时红细胞也可增多。

（5）其他：可伴发一些基因突变所致的遗传性疾病，如2型多发性内分泌腺瘤病、1型多发性神经纤维瘤等。

【实验室及其他检查】

1.血、尿儿茶酚胺及其代谢产物测定

持续性高血压型患者尿儿茶酚胺及其代谢物香草基杏仁酸（VMA）及甲氧基肾上腺素（MN）和甲氧基去甲肾上腺素（NMN）的总和（TMN）皆升高，常是正常高限的两倍以上。阵发性者平时不升高，发作后才升高。摄入咖啡、可乐类饮料及左旋多巴、拉贝洛尔、普萘洛尔、四环素等药物可导致假阳性结果。休克、低血糖、高颅内压可使内源性儿茶酚胺增高。对高血压及儿茶酚胺偏高者可采用可乐定试验，即口服可乐定0.3mg后2～3小时检测血儿茶酚胺水平，嗜铬细胞瘤患者血儿茶酚胺仍升高。

2.胰高血糖素激发试验

对于阵发性发作者，如果一直等不到发作，可考虑作胰高血糖素激发试验。给患者静脉推注胰高血糖素lmg，注射后1～3分钟内，观察血浆儿茶酚胺水平及血压。如为嗜铬细胞瘤患者，血浆儿茶酚胺增加3倍以上或升至2000pg/ml，血压上升。

3.影像学检查

（1）B超做肾上腺及肾上腺外肿瘤定位检查，直径1cm以上者阳性率较高。

（2）CT扫描，90%以上的肿瘤可准确定位。

（3）MRI有助于鉴别嗜铬细胞瘤和肾上腺皮质肿瘤，可用于孕妇。

（4）放射性核素标记定位和静脉导管术等，有助于定位诊断。

【诊断要点】

本病的早期诊断甚为重要。诊断必须建立在24小时尿儿茶酚胺或其代谢产物增加的基础上，对于儿童和青年人，呈阵发性或持续性发作高血压，应考虑本病的可能性。根据家族史、临床表现、实验室检查等作出诊断，并判断其类型、病情严重程度及有无并发症存在。同时要与其他继发性高血压及原发性高血压鉴别。

【常用护理诊断/问题、措施及依据】

1.组织灌注无效与血管过度收缩有关。

（1）休息：急性发作时应绝对卧床休息，环境安静、光线偏暗，护理操作宜集中进行，避免刺激，不宜探视。

（2）饮食护理：给予高热量、高蛋白质、高维生素、易消化饮食，鼓励患者多饮水，避免饮含咖啡因的饮料或浓茶。

（3）病情监测：

1）密切观察血压变化，定时测量血压并做好记录。注意有无发生阵发性或持续性高血压，高血压和低血压交替出现，阵发性低血压，休克等病情变化。测量时应定血压计、定体位，并尽可能做到定人测量。

2）观察有无头痛及头痛的程度、持续时间，是否有其他伴随症状。

3）观察是否有诱发因素。

4）监测患者水、电解质变化，准确记录24小时出入量。

（4）用药护理：

1）使用α受体阻断药者要密切观察血压变化及药物不良反应。如酚苄明不良反应为直立性低血压、鼻黏膜充血、心动过速等；哌唑嗪有直立性低血压、低钠倾向等。用药后应观察患者心率变化，指导患者预防跌倒，及时发现异常情况并处理。

2）剧烈头痛者遵医嘱给予镇静药。

（5）心理护理：因本病起病急，症状重，患者常常感到恐惧。护士要关心患者，主动介绍疾病有关知识、治疗方法及注意事项。患者症状发作时，护士及时到达床边处理并安抚，消除恐惧和紧张心理。

2.潜在并发症：高血压危象。

（1）避免诱因：应避免外伤、情绪激动、体位突然改变、便秘、屏气动作等。禁止灌肠、挤压肿瘤、腹膜后充气造影等操作。指导患者正确应用药物及戒烟等。

（2）病情监测：观察患者有无剧烈头痛、面色苍白、大汗淋漓、恶心、呕吐、视力模糊、复视等高血压危象表现，有无出现心力衰竭、肾衰竭和高血压脑病的症状和体征。

（3）急救配合与护理：

1）吸氧，抬高床头以减轻脑水肿，卧床休息，加用床栏以防患者坠床。

2）按医嘱给予快速降压药物如酚妥拉明等。

3）持续心电监护，每15分钟监测血压1次并记录。

4）专人护理，及时安抚患者，告知头痛及其他不适症状避免情绪激动、焦虑加剧血压升高。

5）若出现心律失常、心力衰竭、高血压脑病、脑卒中和肺部感染者，积极协助医生处理并给予相应的护理。

【其他护理诊断/问题】

1.疼痛：头痛与血压升高有关。

2.便秘与儿茶酚胺增高使肠蠕动及张力减弱有关。

【健康指导】

1.疾病知识指导

告知患者和家属疾病相关知识及高血压危象发生征兆，利于其及时就诊。指导患者避免诱因，生活规律，注意休息，避免劳累，保持情绪稳定。指导患者外出随身携带病情卡，以便发生紧急情况时能得到及时救助。

2.用药指导

双侧肾上腺切除术后患者需终身应用激素替代治疗，应主动告知激素替代治疗药物的作用、服药时间、剂量、常见的不良反应。指导患者定期复诊，遵医嘱调整药物剂量，不得自行减量或停药。

【预后】

大多数嗜铬细胞瘤为良性，早期诊治，通过手术切除可得到根治。恶性嗜铬细胞瘤预后较差，已发生肿瘤转移者，重者在数月内死亡，少数可存活10年以上，5年生存率为45％。

## 第六节　糖尿病

糖尿病（DM）是由遗传和环境因素共同作用而引起的一组以慢性高血糖为特征的代谢性疾病。因胰岛素分泌和（或）作用缺陷导致碳水化合物、蛋白质、脂肪、水和电解质等代谢紊乱。随着病程延长，可出现眼、肾、神经、心脏、血管等多系统损害。重症或应激时还可发生酮症酸中毒、高渗高血糖综合征等急性代谢紊乱。

随着城市化进程加快、生活方式改变及人口老龄化，糖尿病的患病率正呈快速上升趋势，成为继心脑血管疾病、肿瘤之后另一个严重危害人类健康的慢性非传染性疾病。根据国际糖尿病联盟（IDF）统计，2021年全球糖尿病患者已达5.37亿，估计到2030年，全球将有接近6.4亿糖尿病患者。我国已成为世界上糖尿病患患者数最多的国家。更为严重的是我国约有60%糖尿病患者未被诊断，而已接受治疗者，糖尿病的控制状况也很不理想。此外，儿童和青少年2型糖尿病的患病率也显著增加。糖尿病已成为严重威胁国人健康的公共卫生问题。

【糖尿病分型】

我国目前采用WHO年的病因学分型体系，将糖尿病分为以下四大类：

1.1型糖尿病（T1DM）　胰岛B细胞破坏，导致胰岛素绝对缺乏。又分为免疫介导性和特发性（无自身免疫证据）。

2.2型糖尿病（T2DM）　以胰岛素抵抗为主伴胰岛素进行性分泌不足和以胰岛素进行性分泌不足为主伴胰岛素抵抗。

3.其他特殊类型糖尿病　病因学相对明确，如胰腺炎、库欣综合征、糖皮质激素，巨细胞病毒感染等引起的高血糖状态。

4.妊娠糖尿病（GDM）　妊娠期间首次发生或发现的糖尿病或糖耐量降低，不包括孕前已诊断糖尿病的患者。

【病因与发病机制】

糖尿病的病因和发病机制极为复杂，至今尚未完全阐明。不同类型的糖尿病其病因不同，即使在同一类型中也存在差异性。概括而言，引起糖尿病的病因可归纳为遗传因素和环境因素两大类。胰岛B细胞合成和分泌胰岛素，经血液循环到达体内靶细胞，与特异受体结合并引发细胞内物质代谢效应，该过程中任何一个环节发生异常均可导致糖尿病。

1.1型糖尿病　绝大多数1型糖尿病是自身免疫性疾病，遗传和环境因素共同参与其发病过程。发病机制是某些外界因素（如病毒感染、化学毒物和饮食等）作用于有遗传易感性的个体，激活T淋巴细胞介导的一系列自身免疫反应，引起胰岛B细胞破坏和衰竭，体内胰岛素分泌不足进行性加重，最终导致糖尿病。一般来说，T1DM的发生发展常经历以下几个阶段：

（1）遗传易感期：个体具有遗传易感性，临床无任何异常。T1DM的遗传因素涉及多个基因，包括人类白细胞抗原（HLA）基因和非HLA基因，现尚未被完全识别，而HLA基因为最主要的影响因素。其发病常依赖于多个易感基因的共同参与及环境因素的影响。

（2）启动自身免疫反应：在遗传易感性的基础上，某些触发事件引起少量B细胞破坏并启动自身免疫过程，此过程呈持续性或间歇性，其间伴随B细胞的再生。常见的触发因素包括：

1）病毒感染：是启动胰岛B细胞自身免疫反应最重要的环境因素之一，它可以直接损伤B细胞而暴露其抗原成分，诱发自身免疫反应。已知与T1DM发病有关的病毒包括柯萨奇病毒、腮腺炎病毒、风疹病毒、巨细胞病毒和脑、心肌炎病毒等。

2）化学毒物和饮食因素：如四氧嘧啶和灭鼠剂等。有研究发现，过早接触牛奶或谷类蛋白，T1DM的发病概率也会增大，可能与胃肠道中微生物有关。

（3）出现免疫异常

1）体液免疫：约90%新发病的T1DM患者血清中会出现一组针对B细胞的抗体，如胰岛细胞抗体（ICA）、胰岛素抗体（IAA）、谷氨酸脱氢酶抗体（GADA）等。胰岛细胞自身抗体检测可预测T1DM的发病及确定高危人群，并可协助糖尿病分型及指导治疗。

2）细胞免疫：一般认为发病经历三个阶段：①免疫系统被激活；②免疫细胞释放各种细胞因子；③胰岛B细胞受到激活的T淋巴细胞影响，或在各种细胞因子单独或协同作用下，导致胰岛炎，B细胞可坏死或凋亡。

（4）进行性B细胞功能丧失：随着病情的发展，通常先有胰岛素分泌第一相降低。之后随着B细胞数量减少，胰岛分泌功能下降，血糖逐渐升高，但仍能维持糖耐量正常。

（5）临床糖尿病：随着病程进展，B细胞持续损伤达到一定程度（只残存10%~20%的B细胞），胰岛素分泌不足，失去对刺激物的反应，出现糖耐量降低或临床糖尿病表现明显，需依赖外源性胰岛素维持生命。

2.2型糖尿病　2型糖尿病也是由遗传因素及环境因素共同作用而形成，目前病因和发病机制认识不足，可能是一种特异性疾病。常见的环境因素包括年龄增长、不良生活方式、营养过剩、体力活动不足、化学毒物、子宫内环境等。2型糖尿病的自然病程包括以下几个阶段：

（1）胰岛素抵抗和B细胞功能缺陷：外周组织的胰岛素抵抗和B细胞功能缺陷导致的不同程度胰岛素缺乏是2型糖尿病发病的两个主要环节，并与动脉粥样硬化性心血管疾病、高血压、血脂异常、中心型肥胖等有关，是代谢综合征（MS）的重要表现之一。胰岛素抵抗（IR）是指胰岛素作用的靶器官（主要是肝脏、肌肉和脂肪组织）对胰岛素作用的敏感性降低，是T2DM的特性，也是多数T2DM发病的始发因素，发病机制至今尚未阐明。B细胞功能缺陷包括胰岛素分泌量的缺陷和胰岛素分泌模式异常等，发病机制不明确，可能主要由基因决定。T2DM患者早期存在胰岛素抵抗，但B细胞可代偿性增加胰岛素分泌，因此血糖可维持正常。

（2）糖耐量降低和空腹血糖调节受损：当病情进一步发展，B细胞功能缺陷加重，对IR无法代偿时，则血糖不能恢复至正常水平，患者进展为糖耐量降低（IGT）和空腹血糖调节受损（IFG）。前者是葡萄糖不耐受导致血糖升高的一种类型；后者是指空腹血糖浓度高于正常，但低于糖尿病的诊断值。IGT和IFG均代表正常葡萄糖稳态和糖尿病高血糖之间的中间代谢状态，是糖尿病的危险因素，也是发生心血管疾病的危险标志。但患者可通过生活方式干预使血糖得到控制。

（3）临床糖尿病：B细胞分泌胰岛素功能进行性下降，血糖增高达到糖尿病诊断标准。可无任何症状或逐渐出现代谢紊乱或糖尿病症状。胰岛A细胞功能异常和胰高血糖素样肽-1（GLP-1）分泌缺陷可能在2型糖尿病发病中也起重要作用。GLP-1由肠道L细胞分泌，主要作用包括刺激B细胞合成和分泌胰岛素，抑制胰高血糖素分泌，促进B细胞增殖和减少凋亡，延缓胃内容物排空，通过中枢抑制食欲来减少进食量，显著降低体重和改善甘油三酯、血压，改善血管内皮功能和保护心脏功能等。正常情况下，进餐后血糖升高刺激胰岛素第一时相分泌和GLP-1分泌，抑制A细胞分泌胰高血糖素，从而使肝糖输出减少，防止出现餐后高血糖。2型糖尿病患者由于胰岛B细胞数量明显减少，A细胞显著增加，而A细胞对葡萄糖敏感性下降，从而导致胰高血糖素水平升高，肝糖输出增加。同时，2型糖尿病患者糖负荷后GLP-1分泌和作用明显减弱。

【病理生理】

糖尿病时，葡萄糖在肝脏、肌肉和脂肪组织的利用减少以及肝糖输出增多是发生高血糖的主要原因。而在糖尿病发生发展过程中出现的高血糖和脂代谢紊乱可进一步降低胰岛素敏感性和损伤胰岛B细胞功能，分别称为葡萄糖毒性和脂毒性。因脂代谢紊乱，脂蛋白脂酶活性降低，血液循环中血游离脂肪酸（FFA）浓度过高及非脂肪细胞（主要是肌细胞、肝细胞、胰岛B细胞）内脂质含量过多，导致胰岛素抵抗的发生，以及引起胰岛B细胞的脂性凋亡和分泌胰岛素功能缺陷。

【临床表现】

1型糖尿病发病年龄通常小于30岁，起病迅速，有中度至重度的临床症状，体重明显减轻或体形消瘦，常有自发酮症。空腹或餐后血清C肽浓度明显降低或缺失，自身免疫抗体一般呈阳性。多数患者起病初期都需要胰岛素治疗。某些成年患者早期临床症状不明显，甚至可能不需要胰岛素治疗，称为成人隐匿性自身免疫性糖尿病（LADA）。

2型糖尿病可发生在任何年龄，多见于40岁以上成人和老年人，但近年来发病趋向低龄化，尤其在发展中国家儿童发病率上升。多数起病隐匿，症状相对较轻，半数以上患者可长期无任何症状，常在体检时发现高血糖，随着病程进展，出现各种急、慢性并发症。通常还有肥胖、血脂异常、高血压等代谢综合征表现及家族史。

（一）代谢紊乱症状人群

1.多尿、多饮、多食和体重减轻　由于血糖升高引起渗透性利尿导致尿量增多；多尿导致失水，患者口渴而多饮；由于机体不能利用葡萄糖，且蛋白质和脂肪消耗增加，引起消瘦、疲乏、体重减轻；为补充糖分，维持机体活动，患者常易饥多食。故糖尿病的临床表现常被描述为“三多一少”（多尿、多饮、多食和体重减轻），常见于1型糖尿病患者。

2.皮肤瘙痒　由于高血糖及末梢神经病变导致皮肤干燥和感觉异常，患者常有皮肤瘙痒。女性患者可因尿糖刺激局部皮肤，出现外阴瘙痒。

3.其他症状　四肢酸痛、麻木，腰痛、性欲减退、阳痿不育、月经失调、便秘、视力模糊等。

（二）并发症

1.糖尿病急性并发症

（1）糖尿病酮症酸中毒（DKA）：是由于胰岛素不足和升糖激素不适当升高引起的糖、脂肪和蛋白质严重代谢紊乱综合征，临床以高血糖、高血酮和代谢性酸中毒为主要表现。糖尿病代谢紊乱加重时，脂肪动员和分解加速，脂肪酸在肝脏经氧化产生大量乙酰乙酸、B-羟丁酸和丙酮，三者统称为酮体。当血清酮体积聚超过肝外组织的氧化能力时，出现血酮体升高，称酮血症，尿酮体排出增多称为酮尿症，临床上统称为酮症。而乙酰乙酸和B-羟丁酸均为较强的有机酸，大量消耗体内储备碱，镁代谢紊乱更进一步加剧，血酮体继续升高，超过机体的处理能力时，便发生代谢性酸中毒，称为糖尿病酮症酸中毒。出现意识障碍时则称为糖尿病酮症酸中毒昏迷，为内科急症之一。

1）诱因：1型糖尿病患者有自发DKA倾向，2型糖尿病患者在一定诱因作用下也可发生DKA。常见的诱因有：急性感染、胰岛素不适当减量或突然中断治疗、饮食不当、胃肠疾病、脑卒中、心肌梗死、创伤、手术、妊娠、分娩、精神刺激等。另有2%～10%原因不明。约20%～30%的患者发病时无糖尿病病史。

2）临床表现：早期主要表现为乏力和“三多一少”症状加重。随后失代偿阶段出现食欲减退、恶心、呕吐，常伴头痛、嗜睡、烦躁、呼吸深快有烂苹果味（丙酮味）。随着病情进一步发展，出现严重失水，尿量减少、皮肤弹性差、眼球下陷、脉细速、血压下降、四肢厥冷。晚期各种反射迟钝甚至消失，患者出现昏迷。少数患者表现为腹痛，酷似急腹症，易被误诊。虽然患者常有感染，但感染的临床表现可被DKA的表现所掩盖。血糖多为16.7～33.3 mmolL。

（2）高渗高血糖综合征（HHS）：临床以严重高血糖、高血浆渗透压、脱水为特点，无明显酮症酸中毒，常有不同程度的意识障碍和昏迷。发生率低于DKA，但病死率高于DKA。多见于老年2型糖尿病患者，起病比较隐匿，超过2/3的患者发病前无糖尿病病史或仅为轻症。

1）诱因：常见诱因包括急性感染、外伤、手术、脑血管意外等应激状态，使用糖皮质激素、利尿药、甘露醇等药物，水摄入不足或失水，透析治疗，静脉高营养等。少数患者因病程早期误诊而输入大量葡萄糖液或因口渴大量饮用含糖饮料而诱发或使病情恶化。

2）临床表现：起病缓慢，最初表现为多尿、多饮，但多食不明显或反而食欲减退。随病程进展逐渐出现严重脱水和神经精神症状，患者表现为反应迟钝、烦躁或淡漠、嗜睡、定向力障碍、偏瘫等，易被误诊为中风。晚期逐渐陷入昏迷、抽搐、尿少甚至尿闭，无酸中毒样深大呼吸。与DKA相比，失水更为严重，神经精神症状更为突出。血糖一般为33.3～66.6 mmol/L。

（3）糖尿病乳酸酸中毒：主要是葡萄糖无氧酵解的产物乳酸在体内大量堆积，导致高乳酸血症，进一步出现血pH降低和乳酸性酸中毒。发病率较低，但病死率很高。大多发生在伴有肝、肾功能不全或慢性心肺功能不全等缺氧性疾病的患者，也常见于服用苯乙双胍者。表现为疲乏无力、厌食、恶心或呕吐、呼吸深大、嗜睡等酸中毒表现明显。血、尿酮体不升高，血乳酸水平升高。

2.感染　糖尿病患者代谢紊乱，导致机体各种防御功能缺陷，对入侵微生物的反应能力减弱，因而极易感染，且常较严重。同时，血糖过高和血糖控制不佳，有利于致病菌的繁殖，尤其是呼吸道、泌尿道、皮肤和女性患者外阴部。糖尿病并发的感染常导致难以控制的高血糖，而高血糖进一步加重感染，形成一个恶性循环。泌尿系统感染最常见，如肾盂肾炎和膀胱炎，尤其见于女性患者，常反复发作，可转变为慢性肾盂肾炎，严重者可发生肾及肾周脓肿、肾乳头坏死。真菌性阴道炎也常见于女性患者。糖尿病患者还是肺炎球菌感染的高风险人群，合并肺结核的发生率也显著增高。疖、痈等皮肤化脓性感染多见，可导致败血症或脓毒血症。足癣、体癣等皮肤真菌感染也较常见。牙周炎的发生率也增加，易导致牙齿松动。

3.糖尿病慢性并发症　糖尿病慢性并发症的发生与很多因素相关，包括遗传、年龄、性别、血糖控制水平、糖尿病病程以及其他心血管危险因素等。常累及全身各重要器官，可单独或以不同组合同时或先后出现，也可在诊断糖尿病前就已存在，有些患者因并发症作为线索而发现糖尿病。与非糖尿病患者相比，糖尿病患者死亡率，心血管病、失明和下肢截肢风险均明显增高。

（1）糖尿病大血管病变：是糖尿病最严重和突出的并发症，患病率比非糖尿患者群高，发病年龄较轻，病情进展快。主要表现为动脉粥样硬化，侵犯主动脉、冠状动脉、脑动脉、下肢动脉等，引起冠心病、缺血性脑血管病、高血压、下肢血管病变等。糖尿病下肢血管病变主要是指下肢动脉病变，表现为下肢动脉的狭窄或闭塞，通常是下肢动脉粥样硬化病变（LEAD），较非糖尿病患者发病危险性增加2倍。大多数无症状，足部动脉搏动明显减弱或消失，后期部分患者可出现缺血性静息痛，仅有10%～20%有间歇性跛行表现。病变除了导致下肢缺血性溃疡和截肢外，还对冠状动脉和脑血管疾病有提示价值。

（2）糖尿病微血管病变：微血管是指微小动脉和微小静脉之间，直径在100 μm以下的毛细血管及微血管网，是糖尿病的特异性并发症。发病机制复杂，微循环障碍和微血管基膜增厚是其典型改变。主要危险因素包括糖尿病病程长、血糖控制不良、高血压、血脂异常、吸烟、胰岛素抵抗、遗传等。病变可累及全身各组织器官，主要表现在视网膜、肾脏。

1）糖尿病肾病（DN）：糖尿病患者中有40%～60%发生糖尿病肾病，是1型糖尿病的主要死因，在2型糖尿病中的严重性仅次于心、脑血管疾病。常见于糖尿病病史超过10年者。其病理改变有3种类型；结节性肾小球硬化型，弥漫性肾小球硬化型（最常见，对肾功能影响最大），渗出性病变。

其发生发展分为5期：①I期：肾小球高滤过，肾脏体积增大；②Ⅱ期：间断微量蛋白尿，肾小球基底膜轻度增厚；③III期：早期糖尿病肾病期，以持续性微量蛋白尿为标志，肾小球基底膜增厚明显，小动脉壁出现玻璃样变；④IV期：临床糖尿病肾病期，显性白蛋白尿，部分肾小球硬化，可伴有水肿和高血压，肾功能逐渐减退，部分可表现为肾病综合征；⑤V期：肾衰竭期，出现明显的尿毒症症状。

2）糖尿病视网膜病变（DR）：糖尿病视网膜病变是糖尿病高度特异性的微血管并发症。多见于糖尿病病程超过10年者，是糖尿病患者失明的主要原因之一。

按国际标准分为6期、2大类：①1期：微血管瘤和小出血点；②Ⅱ期：黄白色硬性渗出和出血斑；③Ⅲ期：白色棉絮状软性渗出和出血斑；④Ⅳ期：眼底出现新生血管或有玻璃体积血；⑤Ⅴ期：眼底出现纤维血管增殖、玻璃体机化；⑥Ⅵ期：出现牵拉性视网膜脱离和失明。以上Ⅰ~Ⅲ上期为非增殖期视网膜病变（NPDR），Ⅳ~Ⅵ为增殖期视网膜病变（PDR）。除视网膜病变外，糖尿病还可引起黄斑病、白内障、青光眼、屈光改变、缺血性视神经病变等。

3）其他：糖尿病心脏微血管病变和心肌代谢紊乱可引起心肌广泛坏死等，称糖尿病心肌病，可诱发心力衰竭、心律失常、心源性休克和猝死。

（3）糖尿病神经病变：病变可累及神经系统任何一部分，以周围神经病变最常见。病因复杂，可能涉及大血管和微血管病变、免疫机制以及生长因子不足等。糖尿病周围神经病变（DPN）最常见的类型是远端对称性多发性神经病变，典型表现呈手套或袜套式对称分布，下肢较上肢严重。患者常先出现肢端感觉异常（麻木、烧灼、针刺感或踩棉花感），有时伴痛觉过敏；随后有肢体疼痛，呈隐痛、刺痛，夜间及寒冷季节加重；后期感觉丧失，累及运动神经，可有手足小肌群萎缩，出现感觉性共济失调及神经性关节病（Charcot关节）。腱反射早期亢进，后期减弱或消失，音叉振动感减弱或消失。糖尿病自主神经病变也较常见，可累及心血管、消化、呼吸、泌尿生殖等系统。临床表现为直立性低血压、晕厥、无痛性心肌梗死、心搏骤停或猝死，吞咽困难、呃逆、上腹饱胀、胃排空延迟（胃轻瘫）、腹泻或便秘等胃肠功能紊乱，以及尿潴留、尿失禁，阳痿、月经紊乱等，还可出现体温调节和出汗异常，对低血糖不能正常感知等。

（4）糖尿病足（DF）：是指与下肢远端神经异常和不同程度的周围血管病变相关的足部感染、溃疡和（或）深层组织破坏。是糖尿病最严重和治疗费用最高的慢性并发症之一，重者可导致截肢。糖尿病患者下肢截肢的相对风险是非糖尿病患者的40倍。基本发病因素是神经病变、血管病变和感染。常见诱因有：搔抓趾间或足部皮肤而致皮肤溃破、水疱破裂、烫伤、碰撞伤、修脚损伤及新鞋磨破伤等。轻者主要临床表现为足部畸形、皮肤干燥和发凉、酸麻、疼痛等，重者可出现足部溃疡与坏疽。

临床通常采用Wagner分级法对DF的严重程度进行分级：0级为有发生足溃疡的危险因素，目前无溃疡；1级为表面溃疡，临床上无感染；2级为较深的溃疡，常有软组织炎，无脓肿或骨的感染；3级为深度感染，伴有骨组织病变或脓肿；4级为局限性坏疽；5级为全足坏疽。

（三）低血糖症

对于非糖尿病患者来说，低血糖的诊断标准为血糖低于2.8 mmol/L，而糖尿病患者只要血糖水平＜3.9 mmol/L就属于低血糖范畴。出现低血糖的原因主要包括不当治疗导致的高胰岛素血症或胰岛素反应性释放过多。糖尿病患者常伴有自主神经功能障碍，影响机体对低血糖的反馈调节能力，增加发生严重低血糖的风险，尤其是老年糖尿病患者；同时，低血糖也可能诱发或加重患者自主神经功能障碍，形成恶性循环。

1.诱因

（1）使用外源性胰岛素或胰岛素促泌剂；

（2）未按时进食或进食过少；

（3）运动量增加；

（4）酒精摄入，尤其是空腹饮酒；

（5）胰岛素瘤等疾病；

（6）胃肠外营养治疗等。

2.临床表现低血糖临床表现呈发作性，发作时间、频率随病因不同而异，与血糖水平以及血糖下降速度有关。具体可分为两类：

（1）交感神经兴奋：多有肌肉颤抖、心悸、出汗、饥饿感、软弱无力、紧张、焦虑、流涎、面色苍白、心率加快、四肢冰冷等。老年糖尿病患者由于常有自主神经功能紊乱而掩盖交感神经兴奋表现，导致症状不明显，特别应注意观察夜间低血糖症状的发生。

（2）中枢神经症状：初期为精神不集中、思维和语言迟钝、头晕、嗜睡、视物不清、步态不稳，后可有幻觉、躁动、易怒、性格改变、认知障碍，严重时发生抽搐，昏迷。有些患者屡发低血糖后，可表现为无先兆症状的低血糖昏迷。持续6小时以上的严重低血糖常导致永久性脑损伤。

【实验室及其他检查】

1.尿糖测定　尿糖阳性只提示血糖值超过肾糖阈（大约10 mmol/L），尿糖阴性不能排除糖尿病可能。如并发肾脏疾病时，肾糖阈升高，虽然血糖升高，但尿糖阴性；而妊娠期肾糖阈降低，虽然血糖正常，尿糖可阳性。

2.血糖测定　血糖测定的方法有静脉血浆葡萄糖测定、毛细血管血葡萄糖测定和24小时动态血糖测定3种。前者用于诊断糖尿病，后两种仅用于糖尿病的监测。24小时动态血糖测定是指通过葡萄糖感应器监测皮下组织间液的葡萄糖浓度而反映血糖水平的监测技术，可以提供全面、连续、可靠的全天血糖信息，了解血糖波动的趋势，发现不易被传统监测方法所测得的高血糖和低血糖。

3.葡萄糖耐量试验　当血糖值高于正常范围而又未达到糖尿病诊断标准或疑有糖尿病倾向者，需进行口服葡萄糖耐量试验（OGTT）。

4.糖化血红蛋白A1　测定HbA1是葡萄糖与血红蛋白的氨基发生非酶催化反应的产物，是不可逆反应，其浓度与平均血糖呈正相关。HbA1有a、b、c三种，以HbA1c最为主要，可反映取血前8～12周血糖的平均水平，以补充一般血糖测定只反映瞬时血糖值的不足，成为糖尿病病情控制的监测指标之一。但其不能反映血糖波动情况也不能确定是否发生过低血糖。

5.胰岛B细胞功能检查　主要包括胰岛素释放试验和C肽释放试验。主要用于评价基础和葡萄糖介导的胰岛素释放功能。其中C肽不受血清中胰岛素抗体和外源性胰岛素影响。其他方法包括静脉注射葡萄糖–胰岛素释放试验和葡萄糖钳夹试验，可了解胰岛素释放第一时相：胰高血糖素–C肽刺激试验和精氨酸刺激试验可了解非葡萄糖介导的胰岛素分泌功能等。

6.其他

（1）病情未控制的糖尿病患者，可有高甘油三酯、高胆固醇、低高密度脂蛋白胆固醇（HDLC）。

（2））DKA时血酮体升高，出现尿酮，$CO_2$结合力降低，$CO_2$分压降低，血pH＜7.35，血钾正常或偏低，血钠、血氯降低，血尿素氮和肌酐常偏高，血清淀粉酶和白细胞数也可升高。

（3）糖尿病高渗状态时，血钠可在155mmol/L，血浆渗透压显著升高达330～460mmol/L，无或有轻度酮症，血尿素氮及肌酐升高，白细胞明显升高。

（4）糖尿病足的X线检查可见足的畸形，下肢多普勒超声检查可见足背动脉搏动减弱或缺失。

（5）谷氨酸脱氨酸抗体（GADA）、胰岛细胞抗体（ICA）检测，胰岛素敏感性检测，基因分析等有关病因和发病机制的检查。

【诊断要点】

典型病例根据“三多一少”症状，各种急、慢性并发症，结合实验室检查结果可诊断。轻症及无症状者主要依据静脉血葡萄糖检测结果追溯本病。应注意单纯空腹血糖正常并不能排除患糖尿病的可能性，应加测餐后血糖或进行OGTT。诊断时应注意是否符合糖尿病诊断标准，分型，有无并发症及严重程度，有无加重糖尿病的因素存在。

急性感染、创伤或其他应激情况下可出现血糖暂时升高，若没有明确的糖尿病病史，不能以此诊断糖尿病，应在应激消除后复查，对于复查结果未达到糖尿病诊断标准的，应注意随访。注意鉴别肾性尿糖，甲亢、胃空肠吻合术后及严重肝病出现的餐后0.5～1小时血糖升高，以及使用激素后出现的一过性高血糖等。

儿童糖尿病诊断标准与成人相同。对具有高危因素的孕妇（妊娠糖尿病个人史、肥胖、尿糖阳性或有糖尿病家族史者等），孕期首次产前检查时就应筛查糖尿病：初次检查结果正常或其他非高危孕妇，均应在孕24～28周行75gOGTT，查有无妊娠糖尿病。妊娠糖尿病（GDM）的诊断标准为空腹＞5.1mmol/L，和（或）OGTT试验后1小时血糖≥10.0mmol/L，和（或）OGTT试验后2小时血糖＞8.5mmol/L。由于HbAlc较OGTT试验简便，结果稳定，且不受进食时间及短期生活方式改变的影响，2010年美国糖尿病学会（ADA）指南将HbAlc＞6.5％作为糖尿病诊断标准之一。2011年WHO也建议在条件具备的国家和地区采用这一指标诊断糖尿病。但鉴于HbAlc检测技术在我国尚不普遍，仪器和质量控制标准缺乏，故我国目前尚不推荐使用HbAlc诊断糖尿病。

【护理评估】

1.病史

（1）患病及治疗经过：详细询问患者患病的相关因素，如有无糖尿病家族史、病毒感染史等，询问患者起病时间、主要症状及其特点。对糖尿病原有症状加重，伴食欲减退、恶心、呕吐、头痛、嗜睡、烦躁者，应警惕酮症酸中毒的发生，注意询问有无相关诱发因素。对病程长者要注意询问患者有无心悸、胸闷及心前区不适感，有无肢体发凉、麻木或疼痛和间歇性跛行，有无视物模糊，有无经常发生尿频尿急、尿痛、尿失禁、尿潴留及外阴瘙痒等情况。了解患者的生活方式、饮食习惯食量，妊娠次数，新生儿出生体重、身高等。了解患者患病后的检查和治疗经过，目前用药情况和病情控制情况等。

（2）心理–社会状况：糖尿病为终身性疾病，漫长的病程、严格的饮食控制及多器官、多组织结构功能障碍易使患者产生焦虑、抑郁等心理反应，对治疗缺乏信心，不能有效地应对，治疗依从性较差，护士应详细评估患者对疾病知识的了解程度，患病后有无焦虑、恐惧等心理变化，家庭成员对本病的认识程度和态度，以及患者所在社区的医疗保健服务情况等。

2.身体评估

（1）一般状况：评估患者生命体征、精神和神志状态。酸中毒昏迷及高渗性昏迷者，应注意观察患者瞳孔、体温、血压、心率及心律，以及呼吸节律、频率气味等。

（2）营养状况：有无消瘦或肥胖。

（3）皮肤和黏膜：有无皮肤湿度和温度的改变；有无足背动脉搏动减弱、足底胼胝形成；有无下肢痛觉、触觉、温觉的异常；有无局部皮肤发展、缺血性溃疡、坏疽，或其他感染灶的表现；有无不易愈合的伤口，以及颜面、下肢的水肿等。

（4）眼部：有无白内障、视力减退、失明等。

（5）神经和肌肉系统：有无肌张力及肌力减弱、腱反射异常以及间歇性跛行等。

3.实验室及其他检查

血糖是否正常或维持在较好的水平；有无HbAlc异常，甘油三酯、胆固醇升高，高密度脂蛋白胆固醇（HDL–C）降低，血肌酐、尿素氮升高，以及出现蛋白尿等；血钾、钠、氯、钙是否正常。

【常用护理诊断/问题】

1.营养失调：低于或高于机体需要量与胰岛素分泌或作用缺陷有关。

2.有感染的危险与血糖增高、脂代谢紊乱、营养不良、微循环障碍等因素有关。

3.潜在并发症：糖尿病足。

4.潜在并发症：酮症酸中毒、高渗高血糖综合征。

5.潜在并发症：低血糖。

【目标】

1.患者体重恢复正常并保持稳定，血糖、血脂正常或维持理想水平。

2.未发生感染或发生时能被及时发现和处理。

3.能采取有效措施预防糖尿病足的发生，未发生糖尿病足或发生糖尿病足时能得到有效处理。

4.未发生糖尿病急性并发症和（或）低血糖，或发生时能被及时发现和处理。

【护理措施及依据】

（一）营养失调：低于或高于机体需要量

1.饮食护理

（1）制定总热量：首先根据患者性别、年龄、理想体重、工作性质、生活习惯计算每天所需总热量。成年人休息状态下每天每千克理想体重给予热量25～30kcal，轻体力劳动30～35kcal，中度体力劳动35～40kcal，重体力劳动40kcal以上。儿童、孕妇、母乳、营养不良和消瘦、伴有消耗性疾病者每天每千克体重酌情增加5kcal，肥胖者酌情减少5kcal，使体重逐渐恢复至理想体重的±5%。

（2）食物的组成和分配

1）食物组成：总的原则是高碳水化合物、低脂肪、适量蛋白质和高纤维的膳食，其中：①碳水化合物约占饮食总热量的50%~60%；②脂肪不超过30%，且饱和脂肪酸不超过7%；③肾功能正常的糖尿病患者蛋白质占10%～15%，其中优质蛋白质超过50%。有显性蛋白尿的患者蛋白质摄入量应限制在每天每千克理想体重0.8g，但从肾小球滤过率下降起，推荐蛋白质摄入量为每天每千克体重0.6g。提倡低血糖指数食物。胆固醇摄入量应在每天300mg以下。多食富含膳食纤维的食物，每天饮食中膳食纤维含量14g/1000kcal为宜。

2）主食的分配：应定时定量，根据患者生活习惯、病情和配合药物治疗安排。对病情稳定的糖尿病患者可按每天3餐1/5、2/5、2/5或各1/3分配；对注射胰岛素或口服降糖药且病情有波动的患者，可每天进食5～6餐，从3次正餐中出25～50g主食作为加餐用。

（3）其他注意事项：

1）超重者忌吃油炸、油煎食物，炒菜宜用植物油，少食动物内脏、蟹黄、虾子、鱼子等高胆固醇食物。

2）戒烟限酒。女性每天的酒精量不超过15g，男性不超过25g。每周不超过2次。

3）每天食盐＜6g。

4）严格限制各种甜食，包括各种食用糖、糖果、甜点心、饼干及各种含糖饮料等。可使用非营养性甜味剂，如蛋白糖、木糖醇、甜菊片等。对于血糖控制接近正常范围者，可在两餐间或睡前加食水果，如苹果、橙子、梨等。

5）可根据营养评估结果适量补充维生素和微量营养素。

6）每周定期测量体重1次，如果体重增加＞2kg，进一步减少饮食总热量；如消瘦患者体重有所恢复，也应适当调整饮食方案，避免体重继续增加。

2.运动护理

（1）运动的方式：有氧运动为主，如快走、骑自行车、做广播操、练太极拳、打乒乓球等。最佳运动时间是餐后1小时（以进食开始计时）。如无禁忌证，每周最好进行2次抗阻运动。若有心、脑血管疾病或严重微血管病变者，应按具体情况选择运动方式。

（2）运动量的选择：合适的运动强度为活动时患者的心率达到个体60%的最大耗氧量（心率=170－年龄）。活动时间为每周至少150分钟，每次30～40分钟，包括运动前准备活动和运动结束整理运动时间，可根据患者具体情况逐渐延长。肥胖患者可适当增加活动次数。用胰岛素或口服降糖药者最好每天定时活动。

（3）注意事项：①运动前评估糖尿病的控制情况，根据患者具体情况决定运动方式、时间以及运动量。②运动中需注意补充水分。③在运动中若出现胸闷、胸痛、视力模糊等应立即停止运动，并及时处理。④运动后应做好运动日记，以便观察疗效和不良反应。⑤运动前后要加强血糖监测。当空腹血糖＞16.7mmol/L，应减少活动，增加休息。运动不宜在空腹时进行，防止低血糖发生。

3.口服用药的护理

护士应了解各类降糖、降压、降脂药物的作用、剂量、用法、不良反应和注意事项，指导患者正确服用。

（1）磺酰脲类药物的护理：协助患者于早餐前半小时服用，严密观察药物引起的低血糖反应。此外，还应注意水杨酸类、磺胺类、保泰松、利血平、β受体阻断药等可增强磺酰脲类降糖药作用；而噻嗪类利尿药、糖皮质激素等可降低磺酰脲类降血糖的作用。

（2）双胍类药物的护理：餐中或餐后服药或从小剂量开始可减轻胃肠道不良反应。

（3）α-糖苷酶抑制剂类药物的护理：应与第一口淀粉类食物同时嚼服。如与胰岛素促泌剂或胰岛素合用可能出现低血糖，处理时应直接给葡萄糖口服或静脉注射，进食淀粉类食物或蔗糖无效应。

（4）噻唑烷二酮类药物的护理：密切观察有无水肿、体重增加、缺血性心血管疾病及骨折的风险等，一旦出现应立即停药。

4.使用胰岛素的护理

（1）胰岛素的注射途径：包括静脉注射和皮下注射两种。注射工具有胰岛素专用注射器、胰岛素笔和胰岛素泵3种。胰岛素注射装置的合理选择和正确的胰岛素注射技术是保证胰岛素治疗效果的重要环节。

（2）使用胰岛素的注意事项

1）准确用药：熟悉各种胰岛素的名称、剂型及作用特点。准确执行医嘱，按时注射。对于每毫升40U和100U两种规格的胰岛素，使用时应注意注射器与胰岛素浓度的匹配。使用胰岛素笔时要注意笔与笔芯相互匹配，每次注射前确认笔内是否有足够剂量，药液是否变质等。

2）胰岛素的保存：未开封的胰岛素放于冰箱2~8℃冷保存，正在使用的胰岛素在常温下（不超过25~30℃）可使用28~30天，无须放入冰箱，但应避免过冷、过热、太阳直晒、剧烈晃动等，否则可因蛋白质凝固变性而失效。

3）注射部位的选择与轮换：胰岛素采用皮下注射时，宜选择皮肤疏松部位，如上臂三角肌、臀大肌、大腿前侧、腹部等。腹部吸收胰岛素最快，其次分别为上臂、大腿和臀部。如患者参加运动锻炼，不要选择在大腿、上臂等活动的部位注射胰岛素。注射部位要经常轮换，长期注射同一部位可能导致局部皮下脂肪萎缩或增生、局部硬结。尽量每天同一时间在同一部位注射，并进行腹部、上臂、大腿外侧和臀部的“大轮换”，如平时注射在腹部，晚上注射在上臂等；在同一部位注射时，也需要进行“小轮换”，即与每次注射点相距1cm以上，且选择无硬结的部位；如产生硬结，可热敷，但要避免烫伤。

4）监测血糖：注射胰岛素的患者一般常规监测血糖2～4次/天，如发现血糖波动过大或持续高血糖，应及时通知医生。

5）防止感染：注射胰岛素时应严格无菌操作，针头一次性使用：使用胰岛素泵时应定期更换导管和注射部位以避免感染及针头堵塞。

（3）胰岛素不良反应的观察及处理：包括：

1）低血糖反应（参见本节低血糖的治疗和护理）

2）过敏反应：表现为注射部位瘙痒或荨麻疹样皮疹，严重过敏反应罕见。自人胰岛素广泛在临床应用后，过敏反应发生减少。处理措施包括更换胰岛素制剂、使用抗组胺药和糖皮质激素以及脱敏疗法等。严重者需停止或暂时中断胰岛素治疗。

3）注射部位皮下脂肪萎缩或增生，采用多点、多部位皮下注射和针头一次性使用可预防其发生，若发生则停止该部位注射后可缓慢自然恢复。

4）水肿：胰岛素治疗初期可因水钠潴留而发生轻度水肿，可自行缓解。

5）视力模糊：部分患者出现，多为晶状体屈光改变，常于数周内自然恢复。

5.监控血糖、血脂、血压、体重，将血糖、血脂、血压、体重控制在理想范围，能显著减少糖尿病大血管病变和微血管病变发生的风险。

（二）有感染的危险

1.病情监测　观察患者体温、脉搏等变化。

2预防上呼吸道感染　注意保暖，避免与肺炎、上呼吸道感染、肺结核等呼吸道感染者接触。

3.预防泌尿道感染　勤用温水清洗外阴部并擦干，防止和减少瘙痒和湿疹的发生。因自主神经功能紊乱造成的尿潴留，可采用膀胱区热敷、按摩和人工诱导等方法排尿。导尿时应严格执行无菌技术。

4.皮肤护理　保持皮肤的清洁，勤洗澡、勤换衣，洗澡时水温不可过热，香皂选用中性为宜，内衣以棉质、宽松、透气为好。皮肤瘙痒的患者切不要搔抓皮肤。

(三)潜在并发症：糖尿病足

1.评估患者有无足溃疡的危险因素

(1)既往有足溃疡史或截肢史；

(2)有神经病变的症状或体征(如下肢麻木，刺痛尤其是夜间的疼痛，触觉、痛觉减退或消失)和(或)缺血性血管病变的体征(如间歇性跛动、静息痛、足背动脉搏动减弱或消失)；

(3)足部皮肤暗红、发紫，温度明显降低，水肿，趾甲异常，胼胝，皮肤干燥，足趾间皮肤糜烂，严重的足、关节畸形；

(4)其他危险因素，如视力下降，膝、髓或脊柱关节炎，合并肾脏病变，鞋袜不合适，赤足行走等；

(5)个人因素，如社会经济条件差、老年人或独居生活、不能享受医疗保险、拒绝治疗和护理等。

2.足部观察与检查

每天检查双足1次，了解足部有无感觉减退、麻木、刺痛感；观察足部皮肤有无颜色、温度改变及足部动脉搏动情况；注意检查趾甲、趾间、足底部皮肤有无胼胝、鸡眼、甲沟炎、甲癣，是否发生红肿、青紫、水疱、溃疡、坏死等。定期做足部保护性感觉的测试，及时了解足部感觉功能。常用尼龙单丝(SWM)测试。必要时可行多普勒超声踝肱动脉比值检查(ABI值)、经皮氧分压检查、血管造影等。

3.保持足部清洁

指导患者勤换鞋袜。每天清洗足部1次，不超过10分钟，水温在37~40℃，可用手肘或请家人代试水温，洗完后用柔软的浅色毛巾擦干，尤其是脚趾间。皮肤干燥者必要时可涂油膏类护肤品。

4.预防外伤

指导患者不要赤脚走路，外出时不可穿拖鞋。应选择轻巧柔软、透气性好、前端宽大、圆头、有带的鞋子，鞋底要平、厚，最好是下午买鞋，需穿袜子试穿，新鞋第一次穿20~30分钟，之后再逐渐增加穿鞋时间。穿鞋前应检查鞋子，清除异物和保持里衬的平整。袜子选择以浅色、弹性好、吸汗、透气及散热性好的棉毛质地为佳，大小适中，不粗糙、无破洞，不穿过紧、有毛边的袜子或高过膝盖的袜子。应帮助视力不好的患者修剪指甲，指甲修剪与脚趾平齐。冬天不要使用热水袋、电热毯或烤灯保暖，谨防烫伤，同时应注意预防冻伤。夏天注意避免蚊虫叮咬。

5.促进肢体血液循环

指导和协助患者采用多种方法促进肢体血液循环，如步行和腿部运动。应避免盘腿坐或跷二郎腿。

6.积极控制血糖

说服患者戒烟，吸烟有发生足溃疡的危险性，足溃疡的发展均与血糖密切相关，足溃疡的预防教育应从早期指导患者控制和监测血糖开始。同时要说服患者戒烟，防止因吸烟导致局部血管收缩而进一步促进足溃疡的发生。

（四）潜在并发症：酮症酸中毒、高渗高血糖综合征

1.预防措施　定期监测血糖，应激状况时每天监测。合理用药，不要随意减量或停用药物。保证充足的水分摄入，特别是发生呕吐、腹泻、严重感染时。

2.病情监测　严密观察和记录患者的生命体征、神志、24小时出入量等。遵医嘱定时监测电解质、酮体和渗透压等的变化。

3.急救配合与护理

（1）立即开放两条静脉通路，准确执行医嘱，确保液体和胰岛素的输入。

（2）绝对卧床休息，注意保暖，给予持续低流量吸氧。

（3）加强生活护理，特别注意皮肤、口腔护理。

（五）潜在并发症：低血糖

1.加强预防　护士应充分了解患者使用的降糖药物，并告知患者和家属不能随意更改降糖药物及其剂量。活动量增加时，要减少胰岛素的用量并及时加餐。容易在后半夜及清晨发生低血糖的患者，晚餐适当增加主食或含蛋白质较高的食物。速效或短效胰岛素注射后应及时进餐：病情较重者，可先进餐再注射胰岛素。服用各种降糖药时要从小剂量开始，然后根据血糖水平逐步调整药物剂量。

2.症状观察和血糖监测　观察患者有无低血糖的临床表现，尤其是服用胰岛素促泌剂和注射胰岛素的患者。老年患者常有自主神经功能紊乱而导致低血糖症状不明显，除应加强血糖监测外，对患者血糖不宜控制过严。强化治疗应做好血糖监测及记录，以便及时调整胰岛素或降糖药用量。

3.急救护理　一旦确定患者发生低血糖，应尽快按低血糖处理流程急救。同时了解低血糖发生的诱因，给予健康指导，以避免再次发生。

【评价】

1.患者代谢紊乱症状得到控制，血糖控制理想或较好，体重恢复或接近正常。

2.无感染发生或发生时得到及时发现和控制。

3.足部无破损、感染等发生，局部血液循环良好。

4.无糖尿病急性并发症或低血糖发生或发生时得到及时纠正和控制。

【其他护理诊断/问题】

1.活动无耐力与严重代谢紊乱、蛋白质分解增加有关。

2.自理缺陷与视力障碍有关。

3.知识缺乏：缺乏糖尿病的预防和自我管理知识。

【健康指导】

1.疾病预防指导　开展糖尿病社区预防，关键在于查出IGT人群，并进行干预性健康指导。18岁以上成人中糖尿病的危险因素包括：有糖调节受损史，年龄＞40岁，超重或肥胖和（或）中心型肥胖，静坐生活方式，一级亲属中有T2DM家族史，有巨大儿生产史或GDM史，高血压［收缩压＞140mmHg和（或）舒张压＞90mmHg］或正在接受降压治疗，血脂异常或正在接受调脂治疗，动脉粥样硬化性心脑血管疾病患者，有一过性类固醇糖尿病病史者，多囊卵巢综合征，长期接受抗精神病药物和（或）抗抑郁症药物治疗等。30～40岁以上人群健康体检或因各种疾病、手术住院时应常规排除糖尿病。

2.疾病知识指导采取多种方法，如课堂或一对一讲解、放录像、发放宣传资料等，让患者和家属了解糖尿病的病因、临床表现、诊断与治疗方法，提高患者对治疗的依从性。教导患者外出时随身携带识别卡，以便发生紧急情况时及时处理。

3.病情监测指导患者每36个月复查HbAlc。血脂异常者每1～2个月监测1次，如无异常每6～12个月监测1次，体重每1～3个月监测1次。每年全面体检1～2次，以尽早防治慢性并发症。指导患者学习和掌握监测血糖、血压、体重指数的方法，了解糖尿病的控制目标。

4.用药与自我护理指导

（1）告知患者口服降糖药及胰岛素的名称、剂量、给药时间和方法，教会其观察药物疗效和不良反应。使用胰岛素者，应教会患者或家属掌握正确的注射方法，开始治疗后还需进行随访。

(2)指导患者掌握饮食、运动治疗具体实施及调整的原则和方法，生活应规律，戒烟酒，注意个人卫生。

(3)指导患者及家属掌握糖尿病常见急性并发症的主要临床表现、观察方法及处理措施。

(4)掌握糖尿病足的预防和护理知识。

(5)指导患者正确处理疾病所致的生活压力，树立战胜疾病的信心。

【预后】

糖尿病为终身疾病，目前尚不能根治，并发大血管病变和微血管病变可致残、致死。如代谢控制良好，可减少或延缓并发症的发生和发展，提高生活质量。

# 第七节 血脂异常和脂蛋白异常血症

血脂异常指血浆中脂质的量和质的异常，通常指血浆中胆固醇和(或)甘油三酰(TG)升高，也包括高密度脂蛋白降低。由于脂质不溶或微溶于水，必须与蛋白质结合成脂蛋白形式才能在血液循环中转运，因此，血脂异常实为脂蛋白异常血症。

【血脂、载脂蛋白和脂蛋白】

1，血脂是血浆中的中性脂肪(胆固醇、二酰甘油)和类脂(磷脂、糖脂、固醇、类固醇)的总称。

(1)胆固醇：外源性胆固醇来自食物，主要为游离胆固醇，在小肠腔内与磷脂、胆酸结合成微粒，在肠黏膜吸收后与长链脂肪酸结合形成胆固醇脂，内源性胆固醇在肝和小肠黏膜由乙酸合成而来。循环中胆固醇的去路包括构成细胞膜，生成类胆固醇激素、维生素D、胆酸盐，储存于组织等。未被吸收的胆固醇在小肠下段转化成类固醇随粪便排出。排入肠腔的胆固醇和胆酸盐可再吸收，经肠肝循环到达肝脏再利用。

(2)甘油三酯(TG)：外源性甘油三酯也来自食物，经消化、吸收后成为乳糜微粒的主要成分。内源性三酰甘油主要由小肠和肝合成，构成脂蛋白(主要是极低密度脂蛋白)后进入血浆。血浆中的三酰甘油是机体的恒定能量来源，它在脂蛋白脂肪酶(LPL)作用下分解为游离脂肪酸(FFA)供肌细胞氧化或储存于脂肪组织。脂肪组织中的脂肪又可被脂肪酶水解为FFA和甘油，进入循环后供其他组织利用。

2.载脂蛋白(Apo)是脂蛋白中的蛋白质，与脂质结合后在血浆中转运脂类。已发现有20多种Apo，按组成分为ApoA、ApoB、ApoC、ApoD、ApoE型。

3.脂蛋白是由蛋白质（载脂蛋白）、胆固醇、三酰甘油和磷脂等组成的球形大分子复合物，超速离心技术可将血浆脂蛋白分为：乳糜微粒（CM）、极低密度脂蛋白（VLDL）、低密度脂蛋白（LDL）和高密度脂蛋白（HDL）。

（1）乳糜微粒（CM）：主要功能是把外源性三酰甘油运送到体内肝外组织。由于CM颗粒大，不能进入动脉壁内，一般不引起动脉粥样硬化，但易诱发急性胰腺炎。CM残粒可被巨噬细胞表面受体所识别而摄取，可能与动脉粥样硬化有关。

（2）极低密度脂蛋白（VLDL）：主要功能是把内源性甘油三酯运送到肝外组织，也向外周组织间接或直接提供胆固醇。目前多认为VLDL水平升高是冠心病的危险因素。

（3）低密度脂蛋白（LDL）：主要功能是将胆固醇转运到肝外组织，是导致动脉粥样硬化的重要脂蛋白。由于小颗粒LDL容易进入动脉壁内，也容易被修饰，所以具有更强的致动脉粥样硬化作用。

（4）高密度脂蛋白（HDL）；主要功能是将外周组织包括动脉壁在内的胆固醇转运到肝脏进行代谢，这一过程称为胆固醇的逆转运，可能是抗动脉粥样硬化的主要机制。

【血脂异常的分类】

血脂异常主要有4种分类方法。

1.表型分类：根据各种血浆脂蛋白升高的程度将脂蛋白异常血症分为6型（I、IIa、IIb、III、IV、V型），其中IIa、IIb和IV较常见。

2.简易分型：分为高甘油三酯血症、高胆固醇血症、混合性高脂血症和低高密度脂蛋白胆固醇血症。

3.是否并发于全身性疾病分类：分为原发性和继发性血脂异常。

4.基因分类：由于基因缺陷所致的血脂异常称为家族性脂蛋白异常血症，原因不明的称为散发性或多基因性脂蛋白异常血症。

【病因与发病机制】

脂蛋白代谢过程极为复杂，各种原因引起的脂质来源、脂蛋白合成、代谢过程关键酶异常或降解过程受体通路障碍等，均可导致血脂异常。

1.原发性血脂异常某些突变基因已经明，如家族性脂蛋白脂酶（LPL）缺乏症和家族性ApoCI缺乏症可因为CM、VLDL降解障碍引起Ⅰ型或Ⅴ型脂蛋白异常血症；家族性高胆固醇血症由于LDL受体缺陷影响LDL的分解代谢，家族性ApoB100缺陷症是由于LDL结构异常，影响与LDL受体的结合等。大多数原发性血脂异常原因不明，一般认为是多个基因与环境因素综合作用的结果。环境因素包括缺乏运动、摄入高热量食物、肥胖、吸烟、酗酒等。

2.继发性血脂异常

（1）全身系统性疾病：如糖尿病、甲状腺功能减退症、库欣综合征、肝肾疾病、系统性红斑狼疮、骨髓瘤等可引起血脂异常。

（2）药物：如噻嗪类利尿药、某些β受体阻滞药等。长期大量使用糖皮质激素可促进脂肪分解、血浆总胆固醇（TC）和TG水平升高。

【临床表现】

多数血脂异常患者无任何症状和体征，经血液生化检查时才发现。血脂异常的临床表现如下：

1.黄色瘤、早发性角膜炎　高脂血症眼底改变由于脂质在局部沉积所致，其中以黄色瘤较为常见。黄色瘤是一种异常的局限性皮肤隆起，颜色可为黄色、橘黄色或棕红色，多呈结节、斑块或丘疹状，质地一般柔软，最常见的是眼睑周围扁平黄色瘤。早发性角膜炎常见于40岁以下患者，多伴有血脂异常。严重的高甘油酸血症可产生脂血症眼底改变。

2.动脉粥样硬化　脂质在血管内皮沉积引起动脉粥样硬化、早发性和进展迅速的心脑血管和周围血管病变。某些家族性血脂异常可于青春期前发生冠心病，甚至心肌梗死。血脂异常作为代谢综合征的一部分，常与肥胖症、高血压、冠心病、糖耐量异常或糖尿病等疾病同时存在或先后发生。严重的高胆固醇血症有时可出现游走性多关节炎，严重的高甘油三酯血症可引起急性胰腺炎。

【实验室及其他检查】

测定空腹（禁食12～14小时）血浆或血清TC、TG、HDL-C、LDL-C。抽血前一天的晚餐忌食高脂食物，不饮酒。

【诊断要点】

患者饮食和生活习惯、有无引起继发性血脂异常的相关疾病、药物应用史和家族史，结合实验室检查，可做出诊断。

【常用护理诊断/问题、措施及依据】

潜在并发症：冠心病、脑卒中。

1.饮食与运动指导

对患者不良生活方式进行护理干预，达到均衡饮食及适量运动。

（1）饮食护理：根据患者病情、性别、年龄、体重、劳动强度、文化背景、饮食习惯等制订个体化饮食计划。避免进食高脂、高胆固醇食物，如肥肉、禽肉皮、动物油脂、棕榈油、蛋黄、动物内脏、鱼子、鱿鱼、墨鱼等。摄入低热量饮食，如淀粉、玉米、鱼类、豆类、奶类、蔬菜、瓜果等，可减少总热量摄入，减少胆固醇合成。摄入高纤维饮食，如粗粮、杂粮、干豆类、蔬菜、水果等，以增加食物纤维含量，满足患者饱腹感，有利于减少热能的摄入，并提高食物纤维与胆汁酸结合，增加胆盐在粪便中的排泄，降低血清胆固醇浓度。戒烟限酒，禁用烈性酒，以减少引起动脉粥样硬化的危险因素。

（2）运动指导；根据患者病情、生活习惯、体重等制订科学的运动计划。提倡中、低强度的有氧运动方式，如快走、慢跑、游泳、太极拳等，运动频率为每周5次以上，运动时间为每次30分钟，运动强度以微汗、不疲劳为宜，做到循渐进、持之以恒，有利于减轻体重、降低TC和TG，升高HDL-C。

2.用药护理

指导患者正确服用调节血脂药物，观察和处理药物不良反应。

（1）他汀类药物：除阿托伐他汀和瑞舒伐他汀可在任何时间服药外，其余制剂均为每晚顿服。少数患者可出现腹痛、便秘、肌肉疼痛、失眠、转氨酶升高，极少数严重者可引起横纹肌溶解而致急性肾损伤。他汀类与其他调节血脂药（如贝特类，烟酸等）合用时可增加药物不良反应，联合用药应慎重。他汀类不宜用于儿童、孕妇、哺乳期妇女及准备生育的妇女。

（2）贝特类药物：主要不良反应为胃肠道反应，少数出现一过性血清转氨酶升高，如明显异常应及时停药；还可见皮疹、血白细胞减少。肝肾功能不全者、儿童、孕妇、哺乳期妇女忌用。此类药可加强抗凝血药作用，合用时抗凝血药剂量宜减少。

（3）烟酸类药物：不良反应有面部潮红、瘙痒、高血糖、高尿酸及胃肠道症状，严重不良反应使消化性溃疡恶化，偶见肝功能损害，应在饭后服用。

（4）树脂类药物：主要不良反应为恶心、呕吐、腹胀、腹痛、便秘。也可干扰其他药物的吸收，如叶酸、地高辛、贝特类、他汀类、抗生素、甲状腺素、脂溶性维生素等，应在服用本类药物前1～4小时或4小时后服其他药物。

1）依折麦布的常见不良反应为头痛和恶心，有可能引起转氨酶升高；

2）普罗麦考的常见不良反应为恶心，偶见QT间期延长是最严重的不良反应；

3）Ω脂肪酸制剂的常见不良反应是恶心、腹部不适，有出血倾向者禁用。应在饭后服用上述药物。

（5）其他药物。

【其他护理诊断/问题】

1.知识缺乏：缺乏血脂异常饮食调节及药物治疗的有关知识。

2.超重/肥胖与能量摄入和消耗失衡等因素有关。

【健康指导】

1.疾病预防指导

在健康人群中普及血脂异常的健康教育，提倡均衡饮食，增加体力活动及体育运动，预防肥胖，建立良好生活习惯。对于45岁以上及有高血压、高血脂家族史的高危人群应定期监测血脂，早发现、早治疗。

2.疾病知识指导

告知患者血脂异常对健康的危害，血脂异常与糖尿病、肥胖症及心脑血管疾病的关系。指导患者改变不良生活方式，坚持饮食控制和适当运动，控制体重。进食低脂、低胆固醇的饮食，增加纤维素的摄入。戒烟限酒。

3.用药指导与病情监测

告知患者服用药物的重要性及长期调脂治疗的意义，使血脂保持在适当水平，以减少高血脂对心脑血管的损害。药物治疗过程中，应监测血脂水平以指导治疗，监测不良反应，定期检查肌酶、肝功能、肾功能和血常规等。密切观察心脑血管疾病的临床征象，以利于早期治疗。

【预后】

血脂异常无并发症者，经积极地综合治疗，可减少心脑血管疾病的发生，预后良好。严重血脂异常、并发心脑血管疾病者，要积极治疗相应疾病，其预后与疾病的治疗效果有关。

# 第七章　呼吸系统疾病护理

## 第一节　呼吸系统护理常规

【疾病概述】

呼吸系统由鼻、咽、喉、气管、支气管、肺等组织器官及调节呼吸功能的神经体液组成。呼吸系统疾病是常见病、多发病，好发于气候突变季节交替时期。常见病因为感染，以病毒感染为主，常诱发细菌感染，病变部位为肺泡和支气管。常见症状：咳嗽、咳痰、胸痛、咯血、呼吸困难，表现为呼吸系统疾病具有共性的五大症状。

【一般护理】

1.保持病室安静、空气流通、病室温度、湿度适宜。定期进行空气消毒，定期做空气细菌培养监测。

2.饮食护理。给予高热量、高蛋白、高维生素，易消化饮食。戒烟酒、花粉。中度及中度患者应提供流质饮食或半流质饮食以减轻因咀嚼与吞咽带来的呼吸困难加重。

3.心理护理。呼吸困难患者心情多比较紧张，甚至出现焦虑与恐惧。护士应给予安慰，重症患者则应守护在床旁，根据呼吸困难程度采用恰当的沟通方式，及时了解病情。

4.注意口腔卫生，即可防止呼吸道感染，又可去除呼吸臭味。

5.危重患者安静卧床休息，胸痛者取患侧卧位（气胸患者除外），大咯血者取平卧位，头偏向一侧，呼吸困难者半卧位，并给予氧气吸入。

6.严密观察病情，随时注重患者体温、脉搏、呼吸、血压、神志等生命体征的变化。观察咳痰、咯血的量、性质，呼吸困难的类型，胸痛气短的程度。

7.保持呼吸道通畅，指导患者正确咳嗽咳痰和深呼吸锻炼（气胸者除外），必要时按医嘱雾化吸入、拍背排痰、吸痰。

8.准确留取各种标本并按要求送检。

9.准确观察病情及做好护理记录。

10.根据病情需要做好各种生活护理，预防各种护理并发症。

【专科护理】

1.观察呼吸的频率，节律和深度，有无呼吸困难，发绀等症状。

2.观察咳嗽的性质、出现时间及音色；咳痰的性质，颜色，质量和气味。

3.保持呼吸道通畅，鼓励患者有效咳嗽，咳痰。如：

(1)患者坐位，双脚着地，身体稍前倾，双手环抱一个枕头，有利于膈肌上升。

(2)进行数次深而缓慢的腹式呼吸，深吸气末屏气，然后缩唇(噘嘴)，缓慢地通过尽可能呼吸(降低肋弓、腹部往下降)。

(3)再深吸口气再屏气3~5秒，身体前倾，从胸腔进行2~3次短促有力的咳嗽，张口咳出痰液，咳嗽时收缩腹肌，或用自己的手按压上腹部，帮助咳嗽。或患者取俯卧屈膝位，可借助膈肌、腹肌收缩，增加腹压，有效咳出痰液。经常变化体位有利于痰液咳出。

4.痰稠不易咳出时，应多饮水，每天应在2500~3000ml左右，并行雾化吸入。痰量较多者行体位引流排痰；痰多而无力咳出者需翻身拍背，必要时吸痰。对痰多自己又无力咳出者要警惕痰液窒息，准备好吸引器等各种设备以保证及时排痰。留取痰液标本时取样要新鲜，送检要及时，标本容器清洁干燥，送检要及时。

5.低氧血症者要按医嘱给予合理的氧疗。掌握给的方法。遵医嘱调节流量给氧，严重呼吸困难患者做好机械通气准备工作，必要时做好机械通气并做好护理工作。

6.选择体位协助患者采用合适体位来减轻呼吸困难，如左心衰哮喘患者应采用坐位或半坐位，胸膜炎伴胸痛者采用患侧卧位。

7.咯血的护理

(1)评估咯血的量　少量咯血：每日咯血量在100ml以内；中等量咯血：每日咯血量100~500ml；大咯血：每日咯血量500ml以上或一次咯血量100~500ml，应注意窒息先兆和休克表现。

(2)病情观察　定时监测血压、脉搏、呼吸、心律、瞳孔、意识状态等方面的变化并详细记录。密切观察有无窒息的发生，如患者出现胸闷、气憋、唇甲发绀、面色苍白、冷汗淋漓、烦躁不安，常为窒息先兆，此时应迅速备好吸引器、气管插管等急救物品以便及时抢救。

（3）抢救配合　当窒息发生时，立即置患者于头低足高位，轻拍背部以利血块排出。及时清除口腔、鼻腔内血凝块，或迅速用鼻导管接吸引器插入气管内抽吸，以清除呼吸道内的积血。必要时立即行气管插管或气管镜直视下吸取血块。气管血块清除后，若患者自主呼吸未恢复，应行人工呼吸，给高流量吸或应用呼吸兴奋剂，同时仍需密切观察病情变化，监测血气分析和凝血机制，警惕再次窒息的可能。

（4）用药护理　保证静脉输液通畅，正确计算滴速。大咯血使用垂体后叶素时要控制滴速，高血压、冠心病、心衰和孕妇禁用。使用过程中密切观察有无恶心、便意、心悸、面色苍白等不良反应。大量咯血不止者，做好准备并配合经纤维支气管镜局部注射凝血酶或行气囊压迫止血。对烦躁不安者可适当选用镇静剂如地西泮5～10ml肌肉注射，禁用吗啡、哌替啶，以免抑制呼吸。咳嗽剧烈者，遵医嘱予以小剂量止咳剂。但对年老体弱，肺功能不全者要慎用强镇咳药，以免抑制咳反射，使血块不能咳出而发生窒息。

8.当患者需进行支气管造影、纤维支气管镜窥视、胸腔穿刺、胸腔测压抽气、胸膜活检等检查时应做好术前准备、术中配合、术后护理。注意有无心衰及肺性脑病等并发症的发生。

【健康教育】

1.生活要有规律，加强营养，注意劳逸结合，适当户外活动，进行体格锻炼，增强机体对气温变化的适应能力。

2.积极防治各种呼吸道感染，尤其是感冒。寒冷季节或气候骤变时要注意防寒保暖，根据气温变化增减衣物，避免受凉或过热，以减少疾病的急性发作。

3.提供良好的居住环境，改善室内环境卫生，维护室内温度、湿度适宜避免空气污染，如有害的烟雾、粉尘和刺激性气体。指导患者建立良好的生活习惯加强个人卫生，避免接触各种诱发因素。

4.尽量少去人群拥挤的地方，避免与呼吸道感染者接触，减少感染的机会。

5.指导患者制定合理的活动与休息计划，教会患者避免耗量较大的活动，并在活动过程中增加休息。危重患者应绝对卧床休息，患者在恢复期可适当下床活动。

6.教会患者有效咳嗽、咳痰技术。

7.教会患者呼吸功能锻炼的方法。

（1）腹式呼吸 患者取立位（体弱者可取坐位或仰卧位），一手放于腹部一手放于胸前，吸气时尽力挺腹，胸部不动，呼气时腹部内陷，尽量将气呼出，每分钟呼吸7~8次。如此反复训练，每次10~20分钟。

（2）缩唇呼吸 用鼻吸气用口呼气，呼气时口唇缩拢似口状，持续慢慢呼气，同时收缩腹部，吸气与呼气之比为1:2或1:3。以增强呼吸肌的活动功能。参加适当的体力劳动和体育活动，如散步、打太极拳、做广播操等。

8.按时服药，定期复查。

## 第二节 支气管哮喘护理

【疾病概述】

支气管哮喘，是一种慢性气道炎症性疾病，以嗜酸性粒细胞、肥大细胞反应为主的气道变应性和气道高反应性为特征的疾病。病因尚不明确，主要与过敏、感染环境、药物、职业、运动、精神因素有关。临床表现为反复发作的呼气性呼吸困难伴哮鸣音、胸闷或咳嗽，症状可自行或经治疗后缓解。发作前常有干咳、呼吸紧迫感、连打喷嚏、流泪等先兆，发作时表现为呼吸困难、咳嗽、哮鸣三症状。

【一般护理】

1.按呼吸系统疾病的一般护理常规护理。

2.保持室内空气清新、定时通风，避免接触过敏原及刺激性气体，温湿度适宜。

3.喘息者绝对卧床，给予半坐或端坐位。

4.进食营养丰富的流质或半流质，如蛋羹，面条，稀饭等，多饮水，饮水量2500~3000mL，避免冷、硬、辣、油炸食物，禁止进食已知过敏或可能引起过敏食物，如虾、蟹、生姜、木耳等，戒烟酒。

5.观察意识及生命体征变化、血氧饱和度，必要时监测血气分析，观察哮喘发作持续时间及患者伴随症状，及时正确判断哮喘的严重程度。

6.保持呼吸道通畅，及时治疗。痰多不易咳出者指导有效咳嗽、雾化吸入、翻身叩背，必要时行吸痰。

7.根据医嘱及时准确应用抗生素及平喘药。氨茶类药应观察有无恶心、心律失常症状；β 受体激动剂注意观察有无心悸及骨骼肌震颤等副作用；糖皮质激素应观察有无消化性溃疡的副作用；呼吸兴奋剂应观察呼吸、意识情况，保持呼吸道通。

8.保持皮肤、口腔清洁，使用激素类吸入剂时注意使用前后漱口，防止口腔霉菌感染。

9.安慰患者哮喘发作时勿紧张焦虑，必要时进行放松训练，积极配合治疗。

【专科护理】

1.改善缺氧状态护理　哮喘发作时给半卧位或坐位，安慰患者，消除顾虑按医嘱给予吸氧，必要时给予人工呼吸机辅助治疗，缓解患者呼吸困难。

2.支气管解痉药物及护理　向患者及家属说明药物的作用及副作用以及治疗的重要性，配合注意事项。出现哮喘先兆或发作应立即使用吸入器吸入止喘药物。指导患者使用气雾剂方法：吸入前先缓慢呼气，呼气完毕立即将喷口放入口内，双唇含住喷口。经口缓慢吸气，在深吸气过程中按压驱动装置，继续吸气过程按压驱动装置，继续吸气，吸气末再屏气5～10秒，然后再缓慢呼气。若再次吸入要等3～5分钟后。指导患者激素药物吸入后要漱口，防止咽部真菌感染。

3.排痰护理　指导有效咳嗽，必要时协助拍背排痰。遵医嘱给予痰液稀释剂或雾化吸入治疗。遵医嘱给予支气管扩张剂、激素等药物以缓解气道炎症水肿；痰液难排出者必要时给予吸痰。

4.哮喘持续状态者，注意观察病情变化，保持呼吸道通畅，给予持续低流量吸氧，慎用或禁用镇静剂，以免抑制呼吸中枢和咳嗽反射；注意出入液量平衡，注意补液的速度，特别是使用大量激素时，必须慢速静滴。

【健康教育】

1.了解家庭及生活环境的过敏原，如防止花粉、烟尘、异味气体的吸入；居室避免放置花草、皮毛等。经常调节室温湿度，保持室内空气新鲜。

2.指导患者避免诱发因素，注意戒烟、保暖，防止上呼吸道感染。指导正确使用吸入剂及自我监测病情，坚持长期正确服用哮喘药物，防止复发，定时复诊。

3.尽量少去公共场所，尤其在花粉和霉菌高发季节应尽量减少外出，避免暴露在寒冷的空气中，避免与呼吸道感染人接触，积极防治上呼吸道感染。

4.合理饮食，合理安排生活起居，保证充足睡眠，避免劳累和情绪激动。

5.坚持锻炼身体，以增强机体抵抗力，做呼吸运动操，要避免剧烈运动。

6.痰多者应尽量将痰液排出。

7.了解自己的用药用量及方法，哮喘发作时正确使用止喘气雾剂，并随身携带，用药不能控制者应立即到医院就医。

8.随身携带平喘气雾剂，注意有无哮喘发作先兆，如干咳、打喷嚏、流泪等，哮喘发作表现为：呼吸困难、咳嗽、哮鸣，出现以上情况立即使用定量气雾剂或立即就医。

## 第三节 支气管扩张护理

【疾病概述】

支气管扩张是指直径大于2mm中等大小的近端支气管由于管壁的肌肉和弹性组织破坏引起的慢性异常扩张。临床表现为慢性咳嗽，咳大量脓性痰和（或）反复咯血。患者多有童年麻疹、百日咳或支气管肺炎等病史。

【一般护理】

1.休息和活动 保持室内空气新鲜、无臭味，及时更换卧具，每日咳嗽、咳痰后用生理盐水漱口。休息能减少肺活动度，避免因活动诱发咯血。少量血应静卧休息，大量咯血或者病情严重者应绝对卧床休息。

2.饮食 提供高热量、高蛋白质、富含维生素、易消化的饮食，多进食含铁饮食。有利于纠正贫血，饮食中富含维生素A、C、E等（如新鲜蔬菜，水果），以提高支气管黏膜的抗病能力。咯血期间，因过冷或者过热食物均易诱发咯血，故以温凉为宜，少食多餐。指导患者在咳痰后及进食前后漱口，祛除痰臭，促进食欲。为了稀释痰液，利于排痰，应鼓励患者多饮水，不少于1500～2000ml/d。

3.正确记录每日痰量及痰的性质，留好痰标本。有咯血者床旁备吸引器。

4.心理护理 护理人员应以亲切的态度，多与患者交谈，讲明支气管扩张反复发作的原因和治疗进展，以帮助患者树立战胜疾病的信心，解除焦虑不安心理。咯血时，医务人员应陪伴及安慰患者，鼓励患者将血轻轻咯出，保持情绪稳定，避免因情绪波动加重出血。患者面部及其他部位的血迹应及时用清水洗净，消除一切不良刺激。

【专科护理】

1.体位引流的护理由康复科医生执行，引流前向患者说明体位引流的目的及操作过程，消除顾虑，取得合作。

2.根据病变部位、患者经验（自觉有利于咳痰的体位），原则上应使病变部位处于高处，引流支气管开口在下，利于痰液流入大支气管和气管。

3.引流时，辅以胸部叩击，指导患者进行有效咳嗽，以提高引流效果。

4.引流时间要视病变部位、患者身体状况而定，一般每日1～3次，每次15～30分钟；在空腹下进行，餐前半小时进行，咯血时不宜进行体位引流。

5.引流过程中，注意观察患者反应，如出现咯血、头晕、发绀、心悸、呼吸困难等情况，应及时停止引流。对于痰液黏者，可先用生理盐水雾化吸入。

6.引流后，协助患者休息，给予漱口，并记录痰量和性质，复查生命体征和肺部呼吸音及啰音变化。

7.咯血的护理

（1）病情观察　定时监测血压、脉搏、呼吸、心律、瞳孔、意识状态等方面的变化并详细记录。了解患者咯血的量、颜色、性质及出血的速度，以及患者对咯血症状的认识程度。密切观察有无窒息的发生，如患者出现胸闷、气喘、指（趾）甲发绀、面色苍白、冷汗淋漓、烦躁不安，常为窒息的先兆，此时应迅速备好吸引器、气管插管等急救物品，以便及时抢救。

（2）抢救配合　当窒息发生时，立即置患者于头低足高位，轻拍背部以及时清除口、鼻腔内血凝块，或迅速用鼻导管接吸引器插入气管内抽吸，以清除呼吸道内的积血。必要时立即行气管插管或气管镜直视下吸取血块。气管血块清除后，若患者自主呼吸未恢复，应行人工呼吸，给高流量吸氧或遵医嘱应用呼吸兴奋剂，同时仍需密切观察病情变化，监测血气分析和凝血机制，警惕再次窒息的可能。

（3）用药护理保证静脉输液通畅，正确计算滴速。大咯血使用垂体后叶素时，要控制滴数，高血压、冠状动脉硬化性心脏病、心力衰竭和孕妇禁用。使用过程中密切观察有无恶心、便意、心悸、面色苍白等不良反应。大量咯血不止者，做好准备并配合经纤维支气管镜局部注射凝血酶或行气塞压迫止血。对烦躁不安者可适当按医嘱选用镇静剂如地西泮5～10mg肌肉注射，禁用吗啡、哌替啶，以免抑制呼吸。咳嗽剧烈者，遵医嘱以小剂量止咳剂。但对年老体弱，肺功能不全者要慎用强镇咳药，以免抑制咳嗽反射，使血块不能排出而发生窒息。

【健康教育】

1.预防呼吸道感染，吸烟者戒烟。不要滥用抗生素及止咳药。

2.疾病知识的指导。帮助患者正确认识和对待疾病，了解疾病的发生、发展与治疗、护理过程。与患者及家属共同制定长期防治的计划。

3.保健知识的宣教。学会自我检测病情，一旦发现症状加重，及时就诊掌握有效咳嗽、雾化吸入、体位引流方法。

4.生活指导。讲明加强营养对机体康复的作用，使患者能主动摄取必需的营养素。鼓励患者参加体育锻炼，建立良好的生活习惯，劳逸结合，消除紧张心理，防止病情进一步恶化。

## 第四节　肺脓肿护理

【疾病概述】

1.脓胸是指胸膜腔受化脓性病原体感染，产生脓性渗出液积聚。按病程可分为急性脓胸和慢性脓胸。

2.急性脓胸症状和体征。

（1）高热、胸痛、胸闷、气促、全身乏力、咳嗽、脓臭痰、每日可达300～500ml，静置后可分三层，伴支气管胸膜瘘者有体位性咳痰；

（2）患侧胸部呼吸受限，胸廓饱满，气管移向对侧，肋间隙增宽。白细胞、中性粒细胞升高。

3.慢性脓胸症状和体征。

（1）反复发热（低热）、食欲不振、胸部隐痛，气促、咳嗽、伴支气管胸膜瘘者咳大量脓痰；

（2）慢性消耗性病容、消瘦、贫血、营养不良（血浆蛋白降低），患侧胸壁塌陷，气管向患侧移位，肋间隙变窄，呼吸运动受限，脊柱侧弯，杵状指（趾）。

【一般护理】

1.根据病情需要，取舒适体位，给予吸氧。

2.按医嘱及时准确应用抗生素，以控制感染。

3.指导患者高蛋白，高热量、适量进粗纤维饮食，必要时给予静脉高营养。

4.保持乐观情绪，避免情绪紧张、焦虑、忧伤等。

【专科护理】

1.发热护理　注意观察体温、脉搏、呼吸，嘱卧床休息，及时补充营养和水分，遵医嘱抽血培养，发热时以物理降温为主，注意保暖，穿宽松柔软衣服，出汗者及时擦干更衣，保持皮肤清洁干净。鼓励患者多饮水，保证每日摄水量达2500ml～3000ml，易消化的流质或半流质饮食。

2.有效排痰护理　观察痰的颜色、性质、气味、质量。及时留痰送检，讲解排痰意义，指导有效排痰技巧，必要时协助拍背排痰。按医嘱给予祛痰药，雾化吸入，以利痰液稀释、排出，保持呼吸道通畅。

3.胸腔引流护理

（1）保持管道的密闭和无菌。

（2）鼓励患者进行咳嗽、深呼吸运动，利于积液排出，恢复胸膜腔负压，使肺复张。

（3）维持引流通畅，防止其受压、折曲、阻塞。

（4）妥善固定，防脱管。

（5）观察、记录引流液的量、性状、水柱波动的范围，并准确记录。如术后每小时引流量超过200ml，连续4小时不减或每小时超过100ml，应及时通知医生。

（6）观察穿刺部位周围有无皮下气肿，敷料有无渗液，及时更换敷料，及胸痛情况。

4.胸腔冲洗护理　记录冲洗液量，观察冲洗后液体性质、量。

5.协助医生治疗　抗生素疗程为8～12周，按时足量用药。观察药物的不良反应，定期复查肝肾功能。

6.加强口腔护理　抑制真菌生长。

【健康教育】

1.积极治疗原发病。

2.养成良好饮食习惯，多进食高蛋白质、高热量、高维生素饮食，鼓励多饮水，不挑食、不偏食。戒烟酒。

3.痊愈后1个月内避免剧烈运动，避免抬、举重物，避免屏气。

4.保持大便通畅，2天以上未解大便应采取有效措施，适当进粗纤维素食物。

5.预防上呼吸道感染，避免剧烈咳嗽。

6.加强营养，改善全身状况。

7.心理护理。病程长，经济负担过重，经常鼓励患者，让患者看到效果，如痰液变清无臭味，引流液变清等。保持良好的心态。

8.卫生指导。加强口腔护理，抑制真菌生长。

# 第五节　胸腔积液护理

【疾病概述】

胸腔积液是指液体不正常地积聚在胸膜腔内，压迫周围的肺组织，影响呼吸功能。临床表现咳嗽，常为干咳；胸痛，咳嗽或深呼吸时胸痛加剧；呼吸困难等。全身症状取决于胸腔积液的病因。少量积液时可有胸膜摩擦音。典型的积液体征患侧胸膜饱满、呼吸运动减弱、叩诊浊音、语颤及呼吸音减弱或消失。

【一般护理】

1.提供安全舒适的环境，使患者感到安全。保持室内空气新鲜流通，室温18℃～20℃，相对湿度50%～70%，减少不良刺激，保证患者充分休息。

2.观察生命体征，观察胸痛的程度，了解患者产生胸痛的原因及疼痛的性质。了解患者对胸部疼痛的控制能力，疲劳程度和应激水平。鼓励患者说出疼痛的部位、范围以及疼痛的程度。与患者共同寻找减轻疼痛的方法：分散患者的注意力，如听音乐、收音机、看书、读报，并指导患者交替使用减轻疼痛的方法。

3.给予舒适的体位，抬高床头，半卧或健侧卧位，以利呼吸。

4.避免剧烈咳嗽，有意识地控制呼吸，保持舒适安静的环境，减少不良刺激，保证患者充分休息。

5.遵医嘱给氧2～4 L/min，氧浓度35%～40%，并保持输氧装置通畅。

6.耐心向患者解释病情，消除其悲观、焦虑不安的情绪，配合治疗。

【专科护理】

1.协助医生抽胸腔积液。必要时协助医生抽胸腔积液、治疗原发病或使用镇痛药，并密切观察用药后反应及疗效。同时做好胸腔穿刺术前、术后护理。

2.指导患者有意识地使用控制呼吸的技巧，如进行缓慢的腹式呼吸，并每天指导患者于餐前及睡前进行有效的咳嗽运动，每次15～30min。

3.监测动脉血气分析值的改变。

【健康教育】

1.给予高蛋白、高维生素、高热量、营养丰富的食物。

2.指导患者避免剧烈活动或突然改变体位。

3.教会患者调整自己的情绪和行为，并采取减轻疼痛的合适卧位，如有胸痛，可服用止痛剂，如症状仍未缓解，应及时就诊。

4.指导患者使用放松技巧，如仰视、控制呼吸、垂肩、冷静地思考、改变说话的语音、自我发泄等。

5.指导患者有意识地使用控制呼吸的技巧，如进行缓慢的腹式呼吸，并每天监督指导患者于餐前及睡前进行有效的咳嗽运动，每次15～30min。

6.鼓励患者保持心情舒畅，情绪稳定，安排好生活起居，适当进行户外活动，增加肺活量，以防肺功能丧失。

7.每2个月复查胸腔积液1次。

## 第六节　脓胸护理

【疾病概述】

胸膜腔受化脓性病原体感染，产生脓性渗出液积聚，称为脓胸，临床表现为急性化脓。患者常有高热、胸痛、咳嗽、咳痰（合并支气管胸膜瘘者咳脓痰）、呼吸急促，严重者可出现呼吸困难、发热，甚至休克等。查体可见患侧肋间饱满，呼吸运动减弱，气管纵隔移位，叩诊浊音，呼吸音减弱或消失。胸膜腔穿刺抽出脓液便可确诊。慢性脓胸者常有低热、慢性咳嗽、胸闷不适、消瘦、贫血、低血浆蛋白等，查体可见患者胸室塌陷，呼吸活动受限制，叩诊浊音，听诊呼吸音减弱或消失，气管向患侧移位，可有杵状指（趾）。

【一般护理】

1.按呼吸系统疾病一般护理常规护理。

2.提供高蛋白、高热量、高维生素饮食，必要时给子静脉高营养。

3.高热时给予对症处理，物理降温，减少机体消耗。体温下降时出汗较多，勤换床单、衣裤，保持皮肤清洁。嘱患者多饮水，或遵医嘱静脉补液，保持水、电解质平衡。

4.口腔护理，预防感染。

5.遵医嘱积极抗感染治疗使脓痰减少，尽早手术治疗。

6.脓胸穿刺后观察患者有无咯血、呼吸困难等症状。

【专科护理】

1.保持引流系统密闭。使用前应仔细检查引流装置的密闭性，水封瓶长玻璃管没入水中3～4厘米，并始终保持直立，胸壁引流管口周围用油纱布包盖严密，更换引流瓶时，应双重夹引流管，以防空气进入胸膜腔。

2.保持引流通畅。观察水柱波动情况（正常，上下波动4~6厘米），定时挤压引流管，防止其受压、扭曲、阻塞；若有阻塞，应报告医生，并协助处理。

3.妥善固定。将胸腔引流管用别针固定在床单上，保持足够的长度，以免翻身时牵拉导管引起疼痛或使导管脱出。

4.观察引流液的量及性状。若引流量多，且色鲜红，提示有活动性出血，应报告医生。

5.每日更换引流瓶一次，引流瓶内需放置一定量的无菌生理盐水。

6.拔管指征。满足以下条件：患者无呼吸困难，胸部X线检查证实肺扩张良好即可拔管。开胸术后48～72小时，引流量小于50毫升/24小时，颜色变淡：胸引流量小于10毫升/24小时；气胸停止漏气大于24小时；血胸停止出血大于24小时。方法：先用血管钳夹紧胸腔导管，再将胸腔导管与引流装置解脱，常规消毒后，拆除固定缝线，嘱患者深吸一口气，屏住呼吸，将胸腔导管拔出，迅速用凡士林厚纱布覆盖，宽胶布封闭，胸带包扎。拔管后还应注意是否重新出现胸腔积气或积液征象。

【健康教育】

1.鼓励患者树立战胜疾病的信心，向患者解释增加营养的重要性。

2.保持口腔卫生，预防感染。

3.教会患者自己护理引流管的方法。如更换引流瓶技术、引流液的处理、活动时引流瓶的放置等。

# 第七节　原发性支气管肺癌的护理

【疾病概述】

原发性支气管肺癌，简称肺癌，是起源于支气管黏膜或腺体，常见区域性淋巴结转移和血行转移的肺部常见的原发性恶性肿瘤。早期出现刺激性咳嗽，痰中带血，气短或喘鸣，以后逐渐出现癌肿压迫和转移症状。例如胸痛，声音嘶，吞咽困难，胸腔积液及上腔静脉阻塞综合征等。临床特点：依肿瘤发生的部位、类型、大小、发展阶段、有无并发症或转移而异。周围型肺癌早期无症状，中央型肺癌的症状出现早而且明显，最常见的症状为呛咳、无痰或有少量白色粘痰，咳嗽带高音调金属音。可有咳嗽、脓痰、痰中带血等症状。

【一般护理】

1.呼吸系统疾病一般护理常规护理。

2.保持病室安静、空气流通，病室温度及湿度适宜。定期进行空气消毒，做空气细菌培养监测。

3.卧床休息，胸痛者取患侧卧位（气胸者除外），大咯血者取头偏一侧，平卧位，呼吸困难者半卧位，吸氧。

4.饮食护理。有吞咽困难者应给予流质饮食注意观察有无呛咳，必要时鼻饲置管，化疗期间少量多餐，避免辛辣刺激性食物，高蛋白质、高热量、高维生素、易消化饮食，忌烟酒。

5.保持呼吸道通畅，指导患者正确咳嗽咳痰和深呼吸锻炼，必要时按医嘱雾化吸入、拍背排痰，必要时负压吸痰。

6.正确留取各种痰标本并按要求送检。

7.心理护理，减轻心理压力，安慰和鼓励患者积极应对疾病，消除焦虑和消极心理。

8.备好气管插管、气管切开等抢救物品。

【专科护理】

1.有咯血患者按咯血常规护理。

2.疼痛护理，予舒适体位，转移患者注意力，必要时按医嘱给予止痛药。

3.口腔护理，预防感染。

4.皮肤护理，预防压疮。

5.上腔静脉阻塞的患者不能做上肢的静脉穿刺，取半坐卧位休息，并且观察其颜面及上肢的浮肿情况。

6.化疗的护理

（1）化疗前应评估患者有无口腔溃疡，牙周炎等感染，并积极治疗预防感染的发生；化疗医嘱开出后，要给患者做好宣教并签化疗知情同意书和PICC同意书。

（2）观察药物的不良反应：有胃肠道毒性，骨髓抑制，脱发，心、肺、肾、神经系统、皮肤等毒性反应、过敏反应，指导患者多喝水每天2500～3000mL。

（3）药液外渗的处理：化疗前后予生理盐水100mL冲管，确保静脉通畅，观察输液的速度和穿刺的部位有无红肿现象，如发现有药物外渗的应立即停止补液回抽外渗药液，禁止热敷，予局部封闭，或用喜疗妥软膏外涂。

（4）如有PICC的患者要按PICC置管术后的护理。

（5）观察血常规及生化变化，及时了解白细胞及血小板下降的情况及其他异常情况及时处理。

7.放疗的护理。放疗的部位皮肤往往会出现皮肤红斑，表皮脱落，甚至水肿，水泡形成和发生放射性食管炎和肺炎等并发症。因此，嘱患者勿自行将涂在皮肤放射部位上的标志擦去；内衣宜柔软，吸湿性强，同时照射部位不可贴胶布，以免所含氧化锌产生二次射线，加重皮肤损伤。

8.临终护理。做好各种症状护理和生活护理，减轻痛苦，维护患者的尊严。安慰患者的家属，减轻悲伤程度。

【健康教育】

1.宣传吸烟对机体的危害，提倡不吸烟或戒烟。

2.对肺癌高危人群、地区健全肿瘤防治网，做到早发现、早治疗。

3.合理安排休息，补充足够营养，调整生活规律和生活习惯，保持良好的精神状态，进行适当运动，避免呼吸道感染，以利提高机体免疫力，促进疾病康复。

4.饮食指导。品种多样化饮食，并增加食物的色香味以刺激食欲，鼓励进食高热量，高蛋白，富含维生素饮食。

5.按时服药，讲解药物的名称，剂量，作用，用法和副作用，按时返院治疗或定期复查。

6.避免出入公共场所或与上呼吸道感染者接触，避免与化学刺激物的接触，外出戴口罩，预防发生呼吸道感染。

7.给予患者心理援助，介绍肺癌的治疗方法及前景，使之摆脱痛苦，正确认识疾病，增强治疗信心，提高生命质量。

8.向家属讲解晚期肺癌患者可能出现病情变化的应急处理措施。

## 第八节　急性呼吸窘迫综合征的护理常规

【疾病概述】

急性呼吸窘迫综合征（ARDS）是指严重感染、创伤、休克等肺内外袭击后出现的以肺泡毛细血管损伤为主要表现的临床综合征，属于急性肺损伤最严重阶段。临床上以呼吸急促、呼吸窘迫、顽固性低氧血症为特征。除原发性病的表现外，常在发病后5天（约半数发生在24H内）内出现进行性呼吸窘迫、气促、发绀，通常不能被氧疗所改善，常伴有烦躁、焦虑、出汗。

【一般护理】

1.按呼吸系统疾病一般护理常规护理。

2.绝对卧床休息，取半卧位。

3.给流质或半流质饮食，必要时协助进食。

4.高浓度氧气吸入，必要时给加压吸氧。为防止氧中毒，应注意观察氧分压变化，使其维持在60～70mmHg，如分压始终低于50mmHg，需行机械通气治疗，最好使用呼气末正压通气（PEEP）。

5.保持呼吸道通畅，及时清理呼吸道分泌物。

6.做好心理护理，ARDS的患者因呼吸困难、预感病情危重，常会产生紧张、焦虑情绪，要关心安慰患者，解除思想顾虑。

7.做好口腔护理，预防感染。

8.皮肤护理，预防压疮。

【专科护理】

1.氧疗。ARDS的患者需吸入较高浓度（$FiO_2>35\%$）的氧，使$PaO_2$迅速提高到60～80mmHg或$SaO_2>90\%$。氧疗过程中，应注意观察氧疗效果，如吸后呼吸困难缓解、发绀减轻、心率减慢，表示氧疗有效；如果意识障碍加深或呼吸过度表浅、缓慢，应根据动脉血气分析结果和患者的临床表现，及时调整吸流量或浓度，保证氧疗效果。不能改善患者的低氧血症，应做好气管插管和机械通气的准备，配合医生进行气管插管和机械通气。

2.用药护理。按医嘱及时准确给药，并观察疗效及不良反应。患者使用呼吸兴奋剂时应保持呼吸道通畅，静滴时速度不宜过快，注意观察呼吸频率、节律、神志变化以及动脉血气的变化，以便调整剂量。

3.病情监测。密切观察生命体征的变化，呼吸频率、节律和深度；缺氧有无改善；监测心率、心律及血压；意识状况及神经精神症状；观察和记录每小时尿量和出入量：监测动脉血气分析和生化检验结果，了解电解质和酸碱平衡情况。

4.保持呼吸道通畅，指导并协助患者进行有效的咳嗽、咳痰，协助翻身、拍背，促使痰液排出。使用机械通气患者应及时吸痰，注意无菌操作，并注意观察痰的颜色、性质、质量及时做好记录。

5.呼吸机参数及功能的检测。检查呼吸机各项通气参数设置是否恰当，报警范围是否合适，呼吸机能否正常运转，保持管道通畅，防止管道扭曲、受压，加强气道管理，保持吸入的气体温湿度适合，防止意外脱管、堵管、管道移位，每班测量和记录气管插管外露的长度，及时添加湿化瓶中的无菌注射用水。

【健康教育】

1.疾病知识指导：向患者及家属讲解疾病的发生、发展和转归。

2.呼吸锻炼的指导：教会患者有效咳嗽、咳痰技术，如缩唇呼吸、腹式呼吸、体位引流、拍背等方法，提高患者的自我护理能力，加速康复，延缓肺功能恶化。

3.用药指导。出院时应将患者使用的药物、剂量、用法和注意事项告诉患者，并写在纸上交给患者以便需要时使用。指导并教会低氧血症的患者及家属学会合理的家庭氧疗方法及其注意事项。

4.活动与休息。根据患者的具体情况指导患者制定合理的活动与休息计划，教会患者避免氧耗量较大的活动，并在活动过程中增加休息。

5.合理安排膳食，加强营养。

6.戒烟，避免吸入有害烟雾和刺激性气体。

7.向家属讲解呼吸衰竭的征兆及简单处理：若有气急、发绀加重等变化，应尽早就医。

# 第八章 儿科常见疾病护理

## 第一节 营养性缺铁性贫血

营养性缺铁性贫血是由于体内铁缺乏导致血红蛋白合成减少而引起的一种贫血。

临床上以小细胞低色素性贫血、血清铁蛋白减少和铁剂治疗有效为特点。6个月至2岁的婴幼儿最多见，为我国儿童重点防治的“四病”之一。

【病因及发病机制】

1.铁的储存不足胎儿从母体获得的铁以妊娠最后3个月最多，如早产、双胎或多胎、孕母患缺铁性贫血等，均可使胎儿铁储存不足而致病。

2.铁摄入不足是导致婴儿缺铁的主要原因。婴儿长期以乳类喂养，未及时添加含铁丰富的食物，年长儿偏食等。

3.生长发育快婴儿期、青春期儿童，早产儿及低出生体重儿生长发育快，对铁的需要量相对增多，容易发生缺铁。

4.铁的吸收、利用障碍慢性腹泻、消化道畸形、反复感染及不合理的食物搭配等均可影响铁的吸收、利用而导致缺铁。

5.铁的丢失过多每lml血约含铁0.5mg，故长期慢性失血可致缺铁，如服用未经加热的鲜牛乳的婴儿，可因蛋白过敏而发生少量肠出血，患有肠息肉、钩虫病等均可引起小量肠出血导致铁丢失。

铁是合成血红蛋白的原料之一，缺乏时可使血红蛋白合成减少，导致新生的红细胞内血红蛋白不足，细胞质减少，细胞变小，而缺铁对细胞的分裂、增殖影响较小，故红细胞数量减少程度不如血红蛋白减少明显。缺铁还可使肌红蛋白合成减少某些含铁酶（如细胞色素C、单胺氧化酶、核糖核苷酸还原酶等）的活性降低，由于这些含铁酶与机体的生物氧化、组织呼吸、神经介质分解与合成有关，故缺铁时可造成细胞功能紊乱，产生非造血系统的表现如消化功能、神经、精神行为改变、皮肤和黏膜损害及肌肉运动、免疫功能降低等。

【临床表现】

1.一般表现：皮肤、黏膜苍白，以口唇、口腔黏膜、甲床最明显。易疲乏、不爱活动，年长儿可诉全身无力、头晕、耳鸣、眼前发黑等。

2.骨髓外造血的表现：肝、脾、淋巴结增大，且年龄越小、病程越长、贫血越严重增大越明显。

3.非造血系统表现

（1）消化系统：可出现食欲不振、恶心、呕吐、腹泻、口腔炎、舌乳头萎缩及异食癖现象，重者可出现萎缩性胃炎或吸收不良综合征。

（2）神经系统：可出现精神不振、烦躁不安、注意力不易集中、记忆力减退、理解力降低、学习成绩下降等。

（3）心血管系统：在严重贫血患儿可出现心率增快，心脏扩大或心前区吹风样杂音，甚至发生心力衰竭。

（4）其他：头发枯黄无光泽，指甲薄脆、不光滑甚至出现反甲；重度贫血患儿因免疫功能降低易患感染性疾病。

【辅助检查】

1.血象血红蛋白降低较红细胞数减少明显，呈小细胞低色素性贫血。血涂片可见红细胞大小不等，以小细胞为多，中央淡染区扩大。网织红细胞数正常或轻度减少，白细胞、血小板多正常。

2.骨髓象红细胞系统增生活跃，以中、晚幼红细胞增生为主，各期红细胞均较小，胞浆发育落后于胞核。粒细胞系和巨核细胞系一般无明显异常。

3.铁代谢检查血清铁（SI）减少，$<10.7\ \mu mol/L$；总铁结合力（TIBC）增高，$>62.7\ \mu mol/L$；血清铁蛋白（SF）降低，$<12\ \mu g/L$；转铁蛋白饱和度（TS）减低$<15\%$。

【治疗原则】

主要是去除病因和铁剂治疗，必要时输血。铁剂多选用易吸收的二价铁盐，以元素铁计算，口服剂量为4～6mg（kg·d），分2～3次口服，常用制剂有硫酸亚铁、富马酸亚铁、葡萄糖酸亚铁等。疗程至血红蛋白正常后2个月左右停药。

【护理措施】

1.合理安排饮食，正确应用铁剂

（1）提倡母乳喂养，并及时添加含铁丰富的辅食，如动物的肝、肾、血、瘦肉及蛋黄、黄豆、紫菜、木耳等。对早产儿应提早（约2月龄）给予铁剂。

（2）采取措施增加患儿食欲，如创造良好的进食环境，注意饮食色、香、味、形的调配；进食前不安排过于剧烈的活动及不舒适的检查及治疗护理操作；按医嘱服用助消化药物。

（3）按医嘱应用铁剂，注意事项：①应从小剂量开始，逐渐增加至全量，并在两餐之间服用，减少对胃的刺激；②可与稀盐酸和（或）维生素C（如各种果汁）、果糖等同服促进铁吸收；③忌与影响铁吸收的食品如茶、咖啡、牛乳、钙片、植酸盐等同服；④服用铁剂时可用吸管服药或服药后漱口以防牙齿被染黑；⑤肌内注射铁剂时，应深部肌内注射，抽药和给药必须使用不同的针头，以防铁剂渗入皮下组织，造成注射部位的疼痛及皮肤着色或局部炎症，每次应更换注射部位，以利吸收、减轻疼痛、避免形成硬结或局部组织坏死；首次注射右旋糖酐铁后应观察1小时，警惕过敏现象的发生；⑦疗效判断：用药3～4天后，网织红细胞开始上升，7～10天达高峰，1～2周后血红蛋白逐渐上升，说明治疗有效。

2.适当安排休息和活动

轻、中度贫血患儿，让其生活有规律，安排患儿进行适合自身状态、喜欢且力所能及的活动，限制危险性较大的活动，防止出现意外；严重贫血者应卧床休息以减轻心脏负担，定时测量心率，观察有无心悸、呼吸困难等，必要时吸氧。

3.预防感染

居室应阳光充足、空气新鲜，温、湿度要适宜，根据气温变化及时增减衣服，尽量不到人群集中的公共场所；鼓励患儿多饮水，保持口腔清洁，必要时每日进行2次口腔护理；观察皮肤、黏膜、呼吸系统等有无感染迹象，随时给予护理。

4.防止心力衰竭

密切观察病情，注意心率、呼吸、面色、尿量等变化。若出现心悸、气促、肝脏增大等心力衰竭的症状和体征，应及时通知医生，并按心力衰竭患儿进行护理，如卧床休息，取半卧位，酌情吸氧等。

5.健康指导

（1）宣教科学喂养的方法，改善饮食习惯，补充含铁食物。

（2）做好宣教，掌握口服铁剂的方法、疗程及注意事项。

（3）解除思想压力，对活动无耐力的患儿要多给予关怀、疏导、理解和鼓励，对有异食癖的患儿，应正确对待，不可过多的责备。

（4）寻找病因，治疗原发病。

（5）加强预防宣教，孕妇及哺乳期妇女多吃含铁丰富的食物，婴儿应提倡母乳喂养，并及时添加含铁丰富的辅食（早产儿从2个月开始，足月儿从4个月开始）。

## 第二节　特发性血小板减少性紫癜

特发性血小板减少性紫癜是一种免疫性疾病，又称自身免疫性血小板减少性紫癜，是小儿最常见的出血性疾病。临床上以皮肤、黏膜自发性出血、血小板减少、出血时间延长、血块收缩不良、束臂试验阳性为特征。本病多见于1~5岁小儿，男女发病无差异，春季发病率较高。

【病因及发病机制】

患儿在发病前常有病毒感染史。目前认为病毒感染不是导致血小板减少的直接原因，而是由于病毒感染后使机体产生相应抗体，这类抗体可与血小板发生交叉反应，使血小板受到损伤而被单核–巨噬细胞系统所清除；此外，在病毒感染后，体内形成抗原–抗体复合物可附着于血小板表面，使血小板易被单核–吞噬细胞系统吞噬和破坏，使血小板寿命缩短，导致血小板减少。感染可加重血小板减少或使疾病复发。

【临床表现】

1.急性型：较多见，约占70%~80%，多数发病前1~3周有急性病毒感染史。起病急，有发热，以自发性皮肤、黏膜出血为突出表现，多为针尖大小出血点，或瘀斑、紫癜，皮疹分布不均，以四肢为多，在易于碰撞的部位更多见，常伴有鼻出血、齿龈出血，偶见便血，呕血和血尿，少数有结膜下或视网膜出血、内出血少见，如一旦发生则预后不良。本病呈自限性经过，85%~90%患儿在发病后16个月内痊愈，10%~20%的患儿呈慢性病程，病死率约为05%~1%，主要致死原因为颅内出血。

2.慢性型：病程超过6个月，多见于学龄儿童。起病缓慢，出血症状相对较轻，主要为皮肤、黏膜出血，可持续性或反复发作性出血，约1/3患儿发病数年后自然缓解。

【辅助检查】

1.血象　出血轻重与血小板数多少有关，血小板计数＜$50 \times 10^9$/L时可见自发性出血，＜$20 \times 10^9$/L时出血明显，＜$10 \times 10^9$/L时出血严重。失血较多时可致贫血，白细胞正常；出血时间延长，凝血时间正常，血块收缩不良；血清凝血酶原消耗不良。

2.骨髓象　急性病例巨核细胞数正常或增多，慢性者巨核细胞显著增多；幼稚巨核细胞增多，核分叶减少，核–浆发育不平衡，产生血小板的巨核细胞明显减少。

3.其他　束臂试验阳性。

【治疗原则】

1.肾上腺糖皮质激素治疗　主要作用是降低毛细血管通透性，抑制血小板抗体产生；抑制单核–巨噬细胞系统破坏有抗体吸附的血小板。常用泼尼松，每日1.5～2mg/kg；分3次口服。严重出血者可用冲击疗法：地塞米松每日1.5～2mg/kg静脉滴注，连用3日，症状缓解后改用泼尼松口服，2～3周后逐渐减量停药，一般不超过4周。

2.大剂量丙种球蛋白　主要作用是封闭巨噬细胞受体，抑制巨细胞对血小板的结合与吞噬；在血小板上形成保护膜，使血小板避免被吞噬细胞所破坏；抑制自身免疫反应，使抗血小板抗体减少。每日0.4g/kg，静脉滴注，连用5日，或lg/kg静脉滴注1～2日，3～4周后再给药一次。

3.输注血小板和红细胞　因输入的血小板很快被破坏，故通常不主张输血小板，只有在颅内出血或急性内脏大出血危及生命时才输注血小板，并需给予大量肾上腺皮质激素，以减少输入血小板破坏。贫血者可输浓缩红细胞。

【护理措施】

1.积极控制出血

（1）采取止血措施：口、鼻黏膜出血可用浸有1%麻黄碱或0.1%肾上腺素棉球纱布或吸收性明胶海绵局部压迫止血，无效者请医生会诊，以油纱条填塞，2～3天后更换，严重出血者按医嘱用止血药或输血小板。

（2）密切观察病情：监测生命体征，观察神志、面色，记录出血量，及时发现出血的危重情况，如面色苍白加重，呼吸、脉搏增快，出汗，血压下降提示失血性休克；若患儿烦躁、嗜睡、头痛、呕吐，甚至惊厥、昏迷等，提示颅内出血；若呼吸变慢或不规则，双侧瞳孔不等大，对光反射迟钝或消失，提示合并脑疝。

（3）避免损伤出血：尽量减少肌内注射或深静脉穿刺抽血，必要时应延长压迫时间，以免形成深部血肿；提供安全的生活环境，家具用软垫包上；限制剧烈运动及玩锐利玩具；禁食坚硬、多刺的食物；保持大便通畅，防止用力大便时诱发颅内出血。

2.预防感染对患儿应进行保护性隔离，保持出血部位清洁，注意个人卫生；及时增减衣服，避免受凉；不到人多的公共场所。

3.消除恐惧心理关心、安慰患儿及家长，介绍疾病的基本知识及预后，增强信心，取得配合。

4.健康指导

（1）指导预防损伤，如不做剧烈的、有对抗性的游戏，不玩尖锐的玩具，常剪指甲，用软毛牙刷等。

（2）指导进行自我保护，如忌服阿司匹林类药物，服药期间不与感染患者接触，去公共场所时戴口罩，衣着厚薄适度，尽量避免感冒等。

（3）教会家长识别出血征象和学会压迫止血方法。

## 第三节　常见先天性心脏病

一、室间隔缺损（VSD）

室间隔缺损为最常见的先天性心脏畸形，约占先天性心脏病的20%～25%。根据缺损的位置分为四种类型：①流出道缺损；②流入道缺损；③膜部缺损；④左室右房通道缺损。

【发病机制】

室间隔缺损主要是左、右心室之间有一异常通道，由于左心室压力高于右心室缺损所引起的分流是自左向右，所以一般无青紫。哭闹时，可使右心室压力增加，缺损分流是自右向左，出现暂时性青紫，当肺动脉高压显著，产生自右向左分流时，临床出现持久性青紫，即称艾森曼格综合征。

【临床表现】

取决于缺损的大小。小型缺损（缺损直径＜0.5cm），多发生于室间隔肌部，因分流量较小，患儿可无明显症状，生长发育不受影响。中型缺损（缺损为0.5～1.0cm），左向右分流多，体循环血流量减少，影响生长发育，患儿多有乏力、气短、多汗、生长发育缓慢，易患肺部感染。大型缺损（缺损＞1.0cm）常有生长发育迟缓。左向右分流量增多，体循环减少，婴幼儿常出现心力衰竭，表现为乏力、气短、多汗、呼吸急促、喂养困难。当出现肺动脉高压右向左分流时，可出现青紫。查体可见：胸骨左缘3～4肋间可闻3～5级全收缩期反流性杂音，第二心音（P2）增强，伴有肺动脉高压者P2亢进。

室间隔缺损易合并支气管炎、支气管肺炎、充血性心力衰竭、肺水肿和急性细菌性心内膜炎。预后：30%～60%膜部室缺和肌部室缺可自行关闭，多在5岁以前，小型缺损关闭率高。中、重型缺损者，婴儿期可反复出现呼吸道感染，形成重度肺动脉高压，逆向分流形成艾森曼格氏综合征而危及生命。

【辅助检查】

1.X线检查：小、中型缺损者心影大致正常或轻度左房、左室增大。大型缺损者，肺纹理明显增粗增多，左室、右室均增大。重度肺动脉高压时，右心室大为主，肺动脉段明显凸出，肺门血管呈“残根状”。有“肺门舞蹈”征。

2.心电图：小型室缺心电图正常。分流量大者左房大、左室肥厚或双室肥厚，重度肺动脉高压时以右室肥厚为主。

3.超声心动图：二维超声心动图及彩色多普勒血流显像示，室间隔连续性中断可判定室间隔缺损的部位和缺损的直径大小；心室水平由左向右分流束（晚期肺动脉高压可出现右向左分流）；可探测跨隔压差，并计算出分流量和肺动脉压力。

4.心导管检查：必要时行右心导管检查。可计算分流量、肺动脉压力及肺血管阻力。对鉴别诊断、判断病情和选择手术适应证均有重要参考意义。VSD右室平均血氧含量较右心房血氧含量高0.9百分容积以上，即有诊断意义。

二、房间隔缺损（ASI）

房间隔缺损，约占小儿先心病20%～30%左右。按缺损部位可分为原发孔（一孔型），继发孔（二孔型）。

【发病机制】

出生后随着肺循环血量的增加，左心房压力超过右心房压力，分流自左向右，分流量的大小取决于缺损的大小和两侧心室顺应性。分流造成右心房和右心室负荷过重而产生右心房和右心室增大，肺循环血量增多和体循环血量减少。分流量大时可产生肺动脉压力升高，晚期当右心房压力大于左心房压力时，则可产生右向左分流，出现持续性青紫。

【临床表现】

房间隔缺损的临床表现随缺损的大小而不同。缺损小者可无症状，仅在体检时发现胸骨左缘第2～3肋间有收缩期杂音，婴儿和儿童期多无症状。缺损大者，由于体循环血量减少而表现为气促、乏力和影响生长发育，当哭、患肺炎或心力衰竭时，右心房压力可超过左心房，出现暂时性青紫。查体可见体格发育落后、消瘦，心前区隆起，心尖冲动弥散，心浊音界扩大，胸骨左缘2～3肋间可闻见II～III级收缩期喷射性杂音，肺动脉瓣区第二音增强或亢进，并呈固定分裂。

预后：小型房间隔缺损（直径＜3mm甚至＜3～8mm），1岁前有可能自然关闭，儿童时期大多数可保持正常生活，常因杂音不典型，而延误诊断。缺损较大时，分流量较大，分流量占体循环血量的30%以上，不经治疗活至成年时，有可能出现肺动脉高压。

【辅助检查】

1.胸部X线检查：心脏外形呈现轻、中度扩大，以右心房、右心室增大为主，肺动脉段突出，肺门血管影增粗，可见肺门“舞蹈”征，肺野充血，主动脉影缩小。

2.心电图：电轴右偏+90°～+180°。不完全性右束支传导阻滞，部分患儿尚有右心房和右心室肥大。

三、动脉导管未闭（PDA）

动脉导管未闭是指出生后动脉导管持续开放，血流从主动脉经导管分流至肺动脉，进入左心，并产生病理生理改变。动脉导管未闭约占先天性心脏病发病总数的15%～20%，女性较多见。

【发病机制】

动脉导管在胎儿期是肺动脉与主动脉之间正常血液通路。小儿出生后，随着呼吸的开始，肺循环压力降低，血氧分压提高，动脉导管于生后10～15小时在功能上关闭。若持续开放，血液自主动脉经未闭导管分流至肺动脉，使肺循环血量增多，左室容量负荷加重，产生病理改变即颈动脉导管未闭。根据未闭的动脉导管大小、长短和形态不一,一般分为三型：管型；漏斗型；窗型。

【临床表现】

患儿女多于男，男女之比为1∶2～1∶3。临床症状的轻重，取决于导管管径粗细和分流量的大小。动脉导管较细，症状较轻或无症状。导管粗大者，分流量大，表现为气急、咳嗽、乏力、多汗、生长发育落后等。偶见扩大的肺动脉压迫喉返神经而引起声音嘶哑。婴儿期发生心力衰竭。严重肺动脉高压时，产生差异性发绀，下肢青紫明显，杵状趾。查体可见：胸骨左缘第2肋间有响亮的连续性机器样杂音占据整个收缩期和舒张期，伴震颤，传导广泛。分流量大时心尖部可闻高流量舒张期隆隆样杂音。P2增强或亢进。周围血管征阳性：脉压增大＞40mmHg、可见甲床毛细血管搏动、触到水冲脉、可闻及股动脉枪击音等。预后：动脉导管的介入治疗或手术治疗效果良好。常见并发症为充血性心力衰竭、感染性心内膜炎。

【辅助检查】

1.X线检查：分流量小者可正常；分流量大时左房、左室增大；肺动脉高压时，右心室也明显增大。

2.心电图：四种改变可反映分流量大小和肺动脉压力变化，1/3病例正常；分流量大左房、左室大、双室增大；肺动脉高压者右室大为主，

四、法洛四联症（TOF）

法洛四联症是一种常见的发绀型先天性心脏病。约占先心病的10%～14%。以肺动脉狭窄、室间隔缺损、主动脉骑跨和右心室肥厚为主要临床特征。其中以肺动脉狭窄为主要畸形。

【发病机制】

肺动脉狭窄，血液进入肺循环受阻，引起右心室代偿性增厚，右心室压力相对较高，右心室压力与左心室相似，此时，右心室血液大部分进入主动脉。由于主动脉跨于两心室之上，主动脉除接受左心室血液外，还直接接受部分右心室的静脉血液，输送到全身各部，因而出现青紫。同时肺动脉狭窄，肺循环进行气体交换的血流减少，加重青紫程度。由于进入肺动脉的血流减少，增粗的支气管动脉与肺血管之间形成侧支循环。动脉导管未关闭前，肺循环血流减少的程度较轻，青紫可不明显。

【临床表现】

主要临床表现为青紫，其程度和出现早晚与肺动脉狭窄程度有关。多于生后36个月逐渐出现青紫。见于毛细血管丰富的部位，如指（趾）甲床、球结膜等处。因患儿长期处于缺氧状态中，可使指、趾端毛细血管扩张增生，局部软组织和骨组织也增生性肥大，出现杵状指。蹲踞症状：患儿活动后，常主动蹲片刻，蹲踞时下肢屈曲，使静脉回心血量减少，减轻心脏负荷，同时，下肢动脉受压，体循环阻力增大，使右向

左分流减少，使缺氧症状暂时得到缓解。缺氧发作：婴儿期常有缺氧发作史，表现为呼吸急促、烦躁不安、发绀加重，重者发生晕厥、抽搐、意识丧失，甚至死亡。发作可持续数分钟或数小时。哭闹、排便、感染、贫血或睡眠苏醒后均可诱发。查体可见：患儿发育落后，口、面部、外耳亦有青紫，舌色发暗，杵状指（趾）。心前区略隆起，胸骨左缘2～4肋间有Ⅱ～Ⅲ级收缩期喷射性杂音，杂音响度与狭窄程度成反比；肺动脉第2音减弱。

【辅助检查】

1.血液检查：血红蛋白、红细胞计数、血细胞比容均升高。动脉血氧分压降低，动脉血氧饱和度低于正常。

2.X线检查：心影呈“靴型”，肺血减少，肺野清晰。

3.心电图：电轴右偏，右室肥厚，右房肥大。

【治疗原则】

1.缺氧发作处理：①立即予以膝胸体位；②吸氧、镇静；③吗啡0.1～0.2mg/kg，皮下或肌内注射；④β受体阻滞剂普萘洛尔每次0.05～0.1mg/kg加入10%葡萄糖液稀释后缓慢静脉注射，必要时15分钟后再重复一次；⑤纠正代谢性酸中毒，给予碳酸氢钠（$NaHCO_3$）1mmol/kg，缓慢静脉注入，10～15分钟可重复应用；⑥严重意识丧失，血压不稳定，尽早行气管插管，人工呼吸。

2.外科治疗：绝大多数患儿可施行根治术。轻症患儿，手术年龄以5～9岁为宜。根治有困难可做姑息手术，即体-肺分流术。每天摄入足够水分。腹泻、发热及时补液。对缺氧发作频繁者，应长期口服普萘洛尔预防发作，剂量为2～6mg/kg，分3～4次口服。

【预后】

本病未经治疗者，平均存活年龄12岁。常见并发症有：脑血管栓塞、脑，脓肿、感染性心内膜炎、红细胞增多症。

【护理】

1.休息　是恢复心脏功能的重要条件。因休息可减少组织对氧的需要，减少心脏负担。可使症状缓解，所以建立合理的生活作息时间，保证睡眠，根据病情安排适当活动量，减轻心脏负荷。

（1）学龄前儿童患心脏病时，易烦躁，哭闹，加重病情，此时须遵医嘱给镇静剂，以助病儿安静入睡，减轻心脏负担。

（2）学龄儿童虽患心脏病，但没有思想顾虑，自我控制能力差，活动量大，护理人员须对病儿进行宣教，争取得到病儿的配合。

（3）对心功能衰竭的重症病儿，如呼吸困难、心率加快、烦躁不安、肝大、水肿等情况须立即报告医师，遵医嘱给镇静剂，须绝对卧床休息、密切观察尿量、严格记录出入量。

2.病室环境设置及要求

（1）室内温度适宜，20～22℃，湿度55%～60%，空气新鲜，环境安静。

（2）室内备有抢救设备，如急救车、吸痰器、吸氧设备、心电监护仪等。

（3）轻、重病儿分别放置，轻症病儿放置大房间，重症病儿放置抢救室。

（4）病儿衣服要合身，暖和、轻柔，床垫上放海绵垫，被褥要轻而暖和，床单平整，床头可抬高。

3.注意观察病情，防止并发症发生，观察病儿情绪、精神、面色、呼吸、脉率、脉律、血压等。病儿突然烦躁，哭闹、呼吸加快，拒奶，听诊或数脉发现心律不齐，期前收缩，心率加快，立即报告医师，遵医嘱对症处理，详细记录病情变化。

（1）注意观察、防止法洛四联症患儿因活动、哭闹、便秘引起缺氧发作，一旦发生应将小儿置于膝胸卧位，给予吸氧，根据医嘱给予吗啡及普洛尔抢救治疗。

（2）法洛四联症患儿血液黏稠度高，发热、出汗、吐泻时，体液量减少，加重血液浓缩易形成血栓，因此要注意供给充足液体，必要时可静脉输液。

（3）观察有无心率增快、呼吸困难、端坐呼吸、吐泡沫样痰、水肿、肝大等心力衰竭的表现，如出现上述表现，立即置患儿于半卧位，给予吸氧，及时与医生取得联系并按心衰护理。

4.饮食护理

心功能不全的患者需准确记录出入量，饮食应是清淡易消化的食物，以少量多餐为宜。注意控制水及钠盐摄入，注意营养搭配，供给充足能量、蛋白质和维生素，保证营养需要。对喂养困难的小儿要耐心喂养，可少量多餐，避免呛咳和呼吸困难，应根据病情，采用无盐或低盐饮食。

5.对症护理

（1）患儿出现呼吸困难、呼吸加快、青紫等症状，让病儿半卧位休息，生活护理须护理人员协助。出现三凹征或点头呼吸，指、趾甲、口周发绀，烦躁不安，给予氧气吸入，烦躁者遵医嘱给镇静剂。

（2）水肿病儿护理：①给无盐或少盐易消化饮食；②尿少者，遵医嘱给利尿剂；③每周测量体重2次，严重水肿，每日测体重1次；④皮肤护理：每日做皮肤护理2次，动作要轻，毛巾要柔软，如皮肤有破损应及时处理；定时翻身，预防褥疮的发生；将病儿床上铺海绵垫，保持床单、衣服的清洁、平整、干燥。

（3）咳嗽、咯血的护理：心脏病患儿并发肺部感染，须绝对卧床休息；抬高床头，备好吸痰器、痰瓶，必要时协助病儿排痰；详细记录痰量、性质。应送培养检查，咳嗽剧烈的，应遵医嘱给止咳药物，发生病情变化，立即配合医师抢救；危重患者应设专护，密切观察病情，详细记录。

（4）注意大便通畅，防止便秘，多食含纤维素丰富的食物。病儿超过2天无大便应立即报告医师处理，遵医嘱给缓泻剂，禁止下地独自排便，防止发生意外。

6.用药护理

服用强心苷类药物后，应注意观察药物的作用，如：呼吸平稳、心音有力、脉搏搏动增强。观察强心苷毒性反应，如：胃肠道、神经、心血管反应。服用利尿剂，注意患儿的尿量的变化。

7.预防感染

注意体温变化，按气温改变及时加减衣服，避免受凉引起呼吸系统感染。注意保护性隔离，以免交叉感染。做小手术如拔牙时，应给予抗生素预防感染，防止感染性心内膜炎的发生，一旦发生感染应积极治疗。

8.心理护理

对患儿关心爱护、态度和蔼，建立良好的护患关系，消除患儿的紧张心理。对家长和患儿解释病情和检查、治疗经过，取得他们的理解和配合。

9.健康教育

指导家长掌握先天性心脏病的日常护理，建立合理的生活制度，合理用药，预防感染和其他并发症。定期复查，调整心功能到最好状态，使患儿能安全达到手术年龄。

# 第四节 急性肾小球肾炎

急性肾小球肾炎是小儿泌尿系统最多见的疾病。临床上主要表现为急性起病水肿、血尿、高血压，由多种原因引起，其中多数发生于急性溶血性链球菌感染后，被称为急性链球菌感染后肾炎。本节主要叙述此种肾炎。

【病因及发病机制】

最常见的病因是A组B溶血性链球菌引起的急性上呼吸道感染或皮肤感染后的免疫复合性肾小球肾炎。

【临床表现】

链球菌感染后1～3周发病，链球菌感染灶以上呼吸道或脓皮病为主。

1.典型表现

（1）血尿：起病时几乎都有血尿，其中肉眼血尿占30%～50%，呈浓茶色或烟灰水样（酸性尿），也可呈洗肉水样（中性或弱碱性尿）。肉眼血尿多在1～2周消失，镜下血尿可持续数月，运动或感染后可暂时加重。

（2）水肿、少尿：70%病例有水肿，晨起明显，轻者仅眼睑、面部浮肿，重者全身水肿，水肿呈非凹陷性。在水肿同时尿量明显减少，水肿一般于2～3周内随着尿量的增多而消退。

（3）高血压：约30%～80%患儿有高血压，血压一般为轻度至中度增高，于病程1～2周后随尿量增多而降至正常。

2.严重表现

（1）严重循环充血：由于水钠潴留、血浆容量增加而出现循环充血。表现为气促、发绀、频咳、端坐呼吸、咳粉红色泡沫痰、两肺底湿啰音，心率增快，甚至出现奔马律，肝脏肿大，颈静脉怒张，静脉压增高。

（2）高血压脑病：血压急剧增高，导致脑血管痉挛或脑血管充血扩张而致脑水肿。表现为剧烈头痛，恶心呕吐，视物模糊或一过性失明，严重者出现惊厥、昏迷。若能及时控制高血压，症状可迅速消失。

（3）急性肾衰竭：常表现为少尿或无尿，引起暂时性氨质血症、电解质紊乱和代谢性酸中毒，一般持续3～5日，在尿量逐渐增多后，病情好转。若持续数周仍不恢复，则预后严重。

【辅助检查】

1.尿常规镜检除大量红细胞外，尚可见尿蛋白+～+++，可见透明、颗粒和红细胞管形。

2.血液检查

（1）血常规：常有轻中度贫血。

（2）肾功能检查：血肌酐、尿素氮可增高，内生肌酐清除率降低。

（3）免疫学检查抗链球菌溶血素“O”（ASO）滴度多数升高，血清总补体（CH50）和C3下降，多于起病后6～8周恢复正常。

（4）血沉：多数轻度增快。

【治疗原则】

本病为自限性疾病，无特异治疗。主要是休息和对症治疗，注意观察严重症状的出现并及时治疗。

1.一般治疗：急性期应卧床休息，限制水分及钠盐，避免使用肾毒素性药物，应用青霉素及敏感药物7～10天清除体内感染灶。

2.对症治疗

（1）水肿：明显水肿、少尿或循环充血者，应用利尿剂，每日1～2次。

（2）高血压：血压持续升高、舒张压高于90mmHg（12.0kPa）时应给予降压药，首选硝苯地平。严重高血压时，可肌注利血平。如有高血压脑病时，应首选硝普钠，惊厥者同时给予地西泮止惊。

（3）严重循环充血：严格限制水钠含量，迅速降压、利尿。

（4）急性肾衰竭：维持水、电解质平衡，及时处理高钾血症和低钠血症，必要时行透析疗法。

【护理措施】

1.休息：可减轻心脏负担，减少水钠潴留，减轻水肿，减少并发症。一般起病2周内应卧床休息，待水肿消退、血压降至正常、肉眼血尿消失后，可下床轻微活动；血沉恢复正常可上学，但仍需避免体育活动；Addis计数正常后恢复正常生活。

2.饮食管理：少尿时，应限制水和钠盐的摄入，每日食盐量1～2g，严重病例钠盐限制于每日60mg/kg，有氮质血症时，限制蛋白质的入量，给优质动物蛋白质每日0.5g/kg；供给高糖饮食以满足热量的需求；严重水肿、尿少时应限制水的摄入。尿量增加、水肿消退、血压正常后，可恢复正常饮食，以保证小儿生长发育的需要。

3.病情观察

（1）水肿观察：注意水肿程度及部位。每日或隔日测体重一次。

（2）尿量及尿色观察：每日做好出入量记录，每周2次尿常规检查。若持续少尿提示可能有肾衰竭；尿量增加，肉眼血尿消失则提示病情好转。

（3）并发症的观察：严密观察生命体征变化。若突然出现血压升高、剧烈头痛呕吐、一过性失明、惊厥等，提示高血压脑病发生立即配合医生救治。若发现呼吸困难、青紫、颈静脉曲张、心率增加的表现需警惕循环充血状态的发生应配合医生积极救治。

4.用药观察

（1）如应用利尿剂应注意观察尿量、水肿、血压变化，观察水、电解质紊乱的症状，常见的有低血容量、低血钾症、低血钠症等。

（2）如利血平降压时应定时监测血压，还应避免患儿突然起立，以防直立性低血压；如硝普钠应新鲜配制，避光，准确地控制液体速度及浓度，以防遇光后变质，影响疗效。

5.健康教育：向患儿及家长介绍本病为自限性疾病，预后良好。介绍发病因素及防治方法，告知休息及对症治疗，尤其是强调限制患儿活动是控制病情进展的重要措施，锻炼身体，增强体质，避免或减少上呼吸道感染，彻底清除感染灶是预防的主要措施，出院后适当限制活动，定期门诊随访是彻底痊愈的重要保证。

## 第五节　泌尿道感染

泌尿道感染是指病原体直接侵入尿路，在尿中生长繁殖并侵犯尿路黏膜或组织而引起损伤。按病原体侵袭的部位不同可分为将肾盂肾炎、膀胱炎和尿道炎。由于小儿时期感染局限于泌尿系统某一部位者较少，且临床难以定位，故统称泌尿道感染。本病为儿科泌尿系统常见病之一。

【病因】

1.病原体可为细菌、真菌、支原体、病毒，以细菌最常见。尿路感染的致病菌多为肠道革兰阴性菌，80%以上为大肠埃希菌，其次为克雷伯杆菌、肠杆菌、变形杆菌革兰阳性球菌少见，金黄色葡萄球菌见于血源性感染。

2.感染途径上行感染是尿路感染最主要的感染途径，其他有血源感染等（诱发新生儿及婴幼儿败血症、菌血症等）、淋巴感染和直接感染。

3.易感因素

（1）小儿泌尿道解剖生理特点：小儿输尿管长而弯曲，管壁肌肉及弹力纤维发育不全，易于扩张而发生尿潴留而有利于细菌生长，女孩尿道短，尿道口接近肛门，易受粪便污染：男孩由于包皮过长，包茎积垢，均易引起上行感染；便秘和排尿功能障碍也易致尿路感染。

（2）先天畸形、尿路梗阻及膀胱输尿管反流：均可增加尿路感染的危险性，也是使尿路感染迁延不愈和导致重复感染的原因。

（3）泌尿道抵抗感染功能缺陷：如IgA抗体生成不足和局部黏膜缺血缺氧等均可使细菌易于侵入。

（4）其他：如小儿未能控制大小便，不及时更换尿布，以及患糖尿病等慢性疾病、长期使用糖皮质激素或免疫抑制剂的患儿，也容易导致感染的发生。

【临床表现】

1急性感染不同年龄组临床表现差异较大

（1）新生儿期：症状极不典型，多以全身症状为主，可有发热、体温不升、皮肤苍白、体重不增、拒乳、腹泻、嗜睡和惊厥，而局部的尿路刺激症状多不明显。

（2）婴幼儿期：仍以全身症状为主，可有高热、呕吐、面色苍白、腹胀、腹泻等，甚至出现精神萎靡和惊厥。局部症状表现为排尿时哭闹、排尿中断、夜间遗尿等，尿路刺激症状如尿频、尿急、尿痛随年龄增长而逐渐明显。

（3）儿童期：表现与成人相似，有些小儿以遗尿为首发症状，上尿路感染常有发热、腹痛、肾区叩痛、遗尿等。下尿路感染有尿频、尿急、尿痛。

2.慢性感染指病程在6个月以上，可无明显症状，也可间断表现为发热、脓尿菌尿等，或反复发作伴有乏力、贫血、体重减轻及肾功能减退。

【辅助检查】

1.尿常规　清洁中段尿沉渣中白细胞＞5个/HP即可怀疑尿路感染。如出现白细胞管型、蛋白尿，有助于肾盂肾炎的诊断，肾盏乳头处炎症及膀胱炎可出现血尿。

2.尿涂片找细菌　显微镜下如每个视野都能找到一个细菌，表明尿内细菌数＞

$10^5$/ml以上，有诊断意义。

3.尿培养　尿细菌培养及菌落计数是诊断尿路感染的主要依据，通常认为中段尿培养尿内菌落数＞$10^5$/mL可确诊，$10^4$～$10^5$/mL为可疑，＜$10^4$/mL为污染。留尿时要注意外阴的清洁。中段尿标本及时送检，通过耻骨上膀胱穿刺获取的尿培养，只要发现有细菌生长，即有诊断意义。

4.影像学检查　包括肾盂造影、排泄性膀胱尿道造影、B超检查等，目的在于了解泌尿系统有无畸形或膀胱输尿管反流、肾脏有无瘢痕性损伤，辅助上尿路感染的诊断。

【治疗原则】

休息及多饮水。正确地选用有效的抗生素，减少复发的危险性。选用氨苄西林，头孢氨苄、头孢唑啉钠、头孢曲松、磺胺药、喹诺酮类等。急性感染第一次发作，疗程10～14天。再发性感染（包括复发性及再感染）、急性发作用药2周左右，急性感染控制后改用小剂量长效抑菌治疗，疗程可持续4～6个月。

【护理措施】

1.一般护理

（1）休息：急性期需卧床休息，鼓励患儿大量饮水，通过增加尿量起到冲洗尿路作用，减少细菌在尿路的停留时间，促进细菌和细菌毒素排出；多饮水还可以降低肾髓质及乳头部组织的渗透压，不利于细菌生长繁殖。

（2）饮食：给予足够热量、丰富的蛋白质和维生素，易消化的食物，食物品种多样以促进食欲，增强机体抵抗力。发热患儿宜给予流质或半流质饮食。

2.对症护理高热、头痛、腰痛的患儿遵医嘱应用解热镇痛剂缓解症状。尿道刺激症状明显者，酌情应用阿托品、山莨菪碱等抗胆碱药或应用碳酸氢钠碱化尿液。保持会阴部清洁，便后冲洗外阴，小婴儿勤换尿布，尿布用阳光暴晒或开水烫洗晒干，必要时煮沸、高压消毒。

3.送检尿标本应避免污染，常规清洁消毒外阴后取中段尿标本。

4.用药护理注意用药的时间、方法和观察药物的副作用，饭后服药可减轻胃肠道症状，服用磺胺药时应多喝水，并注意有无血尿、尿少、无尿、恶心、呕吐及食欲减退等副作用。

健康教育指导家长为婴儿勤换尿布，如幼儿不穿开裆裤或紧身裤，便后洗净阴部，保持清洁：女孩清洗外阴时从前向后擦洗，单独使用洁具，防止肠道细菌污染尿道，引起上行性感染；及时处理男孩包茎、女孩处女膜炎及蛲虫病等，积极减少感染因素。按时服药，完成疗程，定期复查，防止复发与再感染。在疗程结束后每月随访一次连续3个月，反复发作者每3~6个月复查一次，共2年或更长。

## 第六节 小儿腹泻

小儿腹泻或称腹泻病，是由多病原、多因素引起的以大便次数增多和大便性状改变为特征的儿科常见病。有生理性腹泻、胃肠道功能紊乱导致的腹泻、感染性腹泻等。腹泻病多见于婴幼儿，2岁以下小儿约占75%。一年四季均可发病，在夏季（6、7、8月）及秋冬季（10、11、12月）有2个发病高峰。根据病程小儿腹泻可分急性腹泻（病程在2周以内）、迁延性腹泻（病程在2周~2个月）和慢性腹泻（病程在2个月以上）。根据病情可分为轻型（无脱水及中毒症状）、中型（轻、中度脱水或有轻度中毒症状）及重型（重度脱水或有明显中毒症状）腹泻。轻型腹泻多为肠道外感染、饮食、气候等因素引起；中、重型腹泻多为肠道内感染引起。肠道内感染性腹泻临床又称肠炎。

【病因及发病机制】

（一）易感因素

1.婴幼儿消化系统发育不完善胃酸及消化酶分泌少，且消化酶活性低，不能适应食物量及质的大量变化，容易消化道功能紊乱。

2.小儿生长发育快需要营养物质相对多，且婴儿食物以液体为主，水的进出量多，消化道负担重。

3.胃肠道防御功能较差婴儿胃酸偏低，胃排空较快，对进入胃内的细菌杀灭能力较弱；加之婴儿血清免疫球蛋白IgG、IgA和胃肠道sIgA均较低，对感染的防御能力差。

4.肠道菌群失调正常的肠道菌群对入侵的致病微生物具有拮抗作用，新生儿出生后尚未建立正常肠道菌群、改变饮食使肠道内环境改变或因使用广谱抗生素可使肠道正常菌群失调，引起肠道感染。

5.人工喂养母乳中含有大量体液因子（sIgA、乳铁蛋白）、巨细胞和粒细胞、溶菌酶、溶酶体、有很强的抗肠道感染作用。牛乳中虽含部分上述成分，但在加热过程中被破坏，而且人工喂养的食具极易被污染，所以说人工喂养小儿肠道感染发生率明显高于母乳喂养小儿。

【病因】

引起婴儿腹泻的主要病因有感染因素与非感染因素两类。其中感染性约占85%以上，又分为肠道内感染和肠道外感染。

1.感染因素感染性腹泻病原有细菌、病毒与原虫等，肠道内感染以轮状病毒和致病性大肠埃希菌最常见；肠道外感染如肺炎等疾病，可由于发热及病原体毒素作用而导致腹泻。

2.非感染因素主要由饮食不当引起的食饵性腹泻、过敏性腹泻；乳糖酶、双糖酶缺乏或气候突然变化等因素所致腹泻。

【发病机制】

1.感染性腹泻病原体侵入消化道，可致肠黏膜发生充血、水肿、炎症细胞浸润、溃疡和渗出等病变，使食物的消化、吸收发生障碍，未消化的食物被细菌分解（腐败、发酵），其产物引起肠蠕动亢进及肠腔内渗透压升高引起腹泻。另外，病原体产生毒素，使小肠液分泌增加，超过结肠的吸收能力导致腹泻。腹泻后丢失大量的水和电解质，引起脱水、酸中毒及电解质紊乱。

2.非感染性腹泻当摄入食物的量过多或食物的质发生改变，食物不能被充分消化吸收而堆积于小肠上部，使局部酸度减低，肠道下部细菌上移和繁殖，使未消化的食物发生腐败和发酵造成消化功能紊乱、肠蠕动亢进，引起腹泻、脱水、电解质紊乱。

【临床表现】

（一）腹泻的临床表现

1.胃肠道症状　轻型腹泻患儿有食欲不振，偶有呕吐，大便每日数次或10余次呈黄色或黄绿色，稀薄或带水，有酸臭味，可有奶或混有少量黏液：中、重型腹泻患儿常有呕吐，严重者可叶出咖啡渣样液体，每日大便可达10余次至数10次，每次量较多，呈蛋花汤或水样，可有少量黏液。侵袭性大肠埃希菌、空肠弯曲菌引起者大便呈脓血样：出血性大肠埃希菌引起者大便可由水样转为血性。

2.全身中毒症状　轻型腹泻儿偶有低热，中、重型腹泻患儿有发热、精神萎靡或烦躁不安、意识朦胧甚至昏迷等。

3.水、电解质和酸、碱平衡紊乱表现

（1）脱水：主要为口渴、眼窝及前囟凹陷、眼泪及尿量减少、黏膜及皮肤干燥皮肤弹性差、烦躁、嗜睡甚至昏迷、休克等。由于水和电解质丢失的比例不同造成等渗性、低渗性和高渗性脱水。等渗性脱水为一般脱水表现，临床最为多见；低渗性脱水除一般脱水表现外可出现血压下降、休克、嗜睡、昏迷或惊厥；高渗性脱水临床较少见，除一般脱水表现外还可出现口渴、高热、烦躁、惊厥、肌张力增高等。

（2）代谢性酸中毒：腹泻丢失大量碱性物质；进食少和肠吸收不良，摄入热量不足，体内脂肪氧化增加，酮体生成增多；血容量减少，血液浓缩，循环缓慢，组织缺氧，乳酸堆积；肾血流量不足，尿量减少，酸性代谢产物在体内堆积。故中、重度脱水有不同程度的酸中毒。临床将酸中毒分为轻、中、重三种程度。轻度酸中毒仅表现为呼吸稍快；中、重度酸中毒表现为口唇樱桃红色或发绀、呼吸深快、精神萎靡或烦躁不安、嗜睡甚至昏迷。

（3）低钾血症：呕吐、腹泻时大量丢失钾；进食减少，钾摄入不足；肾脏的保钾功能比保钠差。故腹泻时患儿多有不同程度的低钾，尤其多见腹泻时间长和营养不良的患儿。但在脱水未纠正前，由于血液浓缩，酸中毒时钾由细胞内向细胞外转移，以及尿少而致钾排出量减少等原因，血钾浓度多保持正常。当输入不含钾的溶液后，随着脱水的纠正、血钾被稀释、酸中毒被纠正和输入的葡萄糖合成糖原等，钾由细胞外向细胞内转移；利尿后钾排出增加；从大便继续丢失，使血钾降低，随即出现缺钾症状。主要表现有神经、肌肉兴奋性降低，精神萎靡，腱反射减弱或消失，腹胀，肠鸣音减弱甚至肠麻痹，心音低钝，心律失常等。心电图示T波改变、ST段下降，T波低平，出现u波。

（4）低钙和低镁血症；腹泻患儿进食少，吸收不良，从大便丢失钙、镁，可使体内钙、镁减少，但一般不严重，腹泻较久或合并活动性佝偻病的患儿血钙较低。但在脱水和酸中毒时，由于血液浓缩和离子钙增加，可不出现低钙表现。在脱水和酸中毒被纠正后，离子钙减少，出现低钙症状。低钙血症表现为抽搐或惊厥等。极少数患儿经补钙后症状仍不好转，应考虑为低镁血症，表现为手足震颤、手足抽搐或惊厥。

（二）几种常见感染性肠炎的临床特点

1.轮状病毒肠炎

秋、冬季流行，多见6～24个月的婴幼儿，4岁以上少见，潜伏期1～3天，起病较急，常伴有发热、呕吐、上呼吸道感染症状，一般无明显中毒症状。大便每日几次到几十次，量多，呈黄色水样或蛋花汤样，无腥臭味，常伴有脱水、酸中毒。本病有自限性，病程约3～8天，也可长达20天左右。大便镜检偶见少量白细胞，感染后1～3次大便即有病毒排出，最长可达6天，血清抗体一般在感染后3周上升。

2.大肠埃希菌肠炎

多发生在5～8月份气温较高的季节，腹泻频繁，致病性大肠埃希菌肠炎和产毒性大肠埃希菌肠炎，大便呈蛋花汤样或水样，混有黏液。全身中毒症状较明显，可发生水、电解质紊乱，酸中毒。侵袭性大肠埃希菌肠炎可排出痢疾样液脓血便，腥臭，有较多黏液。常有恶心呕吐、里急后重，可出现严重的全身中毒症状如高热、意识改变，甚至休克。大便镜检有较多白细胞，甚至有数量不等红细胞。出血性大肠埃希菌肠炎开始为黄色水样便，后转为血水便，有特殊臭味，伴腹痛，大便镜检有大量红细胞，常无白细胞。

3.生理性腹泻

多见于6个月以内的婴儿，外观虚胖，常见湿疹。生后不久即腹泻，但除大便次数增多外，小儿食欲、精神好，体重增长正常，不影响生长发育。添加辅食后，大便逐渐转为正常。

【辅助检查】

1.血常规　白细胞总数及中性粒细胞增多提示细菌感染，降低提示病毒感染，过敏性肠炎及寄生虫引起的肠炎嗜酸性粒细胞增多。

2.粪便检查　轻型腹泻患儿粪便镜检可见大量脂肪球；中、重型腹泻患儿粪便镜检可见大量白细胞，有些可有不同数量的红细胞。粪便细菌培养可做病原学检查。

3.血生化检查　血钠的浓度因不同性质脱水而异，血清钾、钙在脱水纠正后可下降。二氧化碳结合力降低。

【治疗原则】

1.调整饮食　腹泻时进食和吸收减少，而肠黏膜损伤恢复、发热时代谢消耗、侵袭性肠炎丢失蛋白等因素使得营养需要增加，如限制饮食或禁食时间过久会造成营养不良，并发酸中毒，以致病情迁延不愈影响生长发育。故应强调继续饮食，满足生理需要，补充疾病消耗，以缩短腹泻后的康复时间。饮食需适应患儿的消化吸收功能，根据个体情况分别对待，最好参考患儿食欲、腹泻等情况，结合平时饮食习惯，采取循序渐进的原则，并适当补充微量元素和维生素。

2.控制感染　合理使用抗生素。水样便，一般不用抗生素，血便、脓血便可选用抗生素，大肠埃希菌、空肠弯曲菌等感染肠炎选择喹诺酮类、小檗碱（黄连素）、呋喃唑酮、第三代头孢菌素及氧头孢烯类（如头孢噻肟、头孢唑肟、头孢曲松、拉氧头孢等）、氨基糖苷类等。

3.纠正水和电解质紊乱　口服补液用于轻、中度脱水患儿。静脉补液用于中、重度脱水或吐泻频繁或腹胀的患儿。

4.微生态疗法　目的在于恢复肠道正常菌群，重建肠道天然生物屏障保护作用。腹泻病患儿厌氧菌大量减少，致使肠道菌群严重失调和紊乱，原来的屏障和免疫等作用削弱，使腹泻不易治愈。而微生态制剂的应用主要是补充大量活性菌，尤其是厌氧菌，如双歧杆菌，乳酸菌等，使肠道菌群趋于平衡，具有良好的辅助及治疗腹泻的作用。常用有双歧杆菌、乳酸杆菌、粪链球菌、蜡样芽孢杆菌、地衣杆菌等。有效品种有：双歧三联活菌（双歧三联活菌）、丽珠肠乐、金双歧、促菌生、整肠生、乳酶生、妈咪爱等。其中双歧杆菌（是肠道微生态的主要菌种）制剂，应列为首选。这些制剂一定要保持有足够数量的活菌，没有活菌的制剂是无效的。微生态制剂即时止泻效果并不好，不宜作为常规应用，适用于迁延与慢性腹泻伴有明显肠道菌群紊乱的患儿。

5.肠黏膜保护剂的应用　适用于急性水样便腹泻（病毒性或产毒素细菌性），对迁延与慢性腹泻也有一定效果。常用的有思密达（十六角蒙脱石，Smecta），为双八面体蒙脱石粉，疗效较好，安全。其作用主要是服用后可在胃肠黏膜上形成一层均匀的保护膜，可以吸附病原体及毒素，而后随肠蠕动排出体外，本身不被吸收，不影响其他药物的利用。

6.对症治疗　腹胀明显者用肛管排气或肌注新斯的明。呕吐严重者可针刺足三里、内关或肌注氯丙嗪等。高热者给予物理降温或遵医嘱给药物降温。低钾血症、低钙血症者及时补充钾、钙。预防本病的要点是搞好环境、饮食卫生，培养良好卫生习惯，鼓励母乳喂养，防治急、慢性疾病。

【护理措施】

1.腹泻的护理

（1）评估相关因素，去除病因。腹泻常见原因是饮食不当及肠内感染，应停止食用可能被污染的食物以及可能引起消化不良及过敏的食物。感染引起的腹泻可按医嘱用抗感染的药物。

（2）观察并记录排便次数、性状及腹泻量，收集粪便送检。

（3）做好消毒隔离，与其他小儿分室居住。食具、衣物、尿布应专用，护理患儿前后要洗手，对腹泻患儿的粪便，被污染的衣、被进行消毒处理，防止交叉感染。

2.调整饮食

母乳喂养者应继续母乳喂养，暂停辅食，缩短每次喂乳时间，少量多次喂哺。人工喂养者，暂停牛奶和其他辅食4～6小时后（或脱水纠正后），继续进食。6个月以下婴儿，以牛奶或稀释奶为首选食品。轻症腹泻者，配方牛奶喂养大多耐受良好；严重腹泻者，消化吸收功能障碍较重，双糖酶（尤其乳糖酶）活力受损，乳糖吸收不良，全乳喂养可加重腹泻症状，甚至可引起酸中毒，先以稀释奶、发酵奶、奶谷类混合物、去乳糖配方奶喂养，每天喂6次，保证足够的热量，逐渐增至全奶6个月以上者，可用已经习惯的平常饮食，选用粥、面条，并加些植物油、蔬菜肉末或鱼泥等，也可喂果汁或水果食品。饮食调整原则上由少到多、由稀到稠，尽量鼓励多吃，逐渐恢复到平时饮食，调整速度与时间取决于患儿对饮食的耐受情况。腹泻停止后，应提供富有热卡和营养价值高的饮食，并应超过平时需要量的10%～100%，一般2周内每日加餐1次，以较快地补偿生长发育，赶上正常生长。

3.正确补充液体

（1）口服ORS液：适用于轻、中度脱水而无严重呕吐者。累积损失量按轻度脱水50mL/kg、中度脱水80～100mL/kg喂服，于4～6小时喂完；继续损失量根据排便次数和量而定。一般每1～2分钟喂5mL（约1小勺），稍大的患儿可以用杯子少量多次饮用。若呕吐，可停10分钟再喂，每2～3分钟喂5mL。服用ORS液时应注意：①服用ORS液期间应让病儿照常饮水，防止高钠血症的发生；②如果患儿眼睑出现水肿，应停止服用ORS液，改用白开水；③新生儿或心、肾功能不全、休克及明显腹胀者不宜应用ORS液。

（2）静脉补液：适用于中度以上脱水的患儿。应注意：①输液速度过快易发生心力衰竭及肺水肿，速度过慢脱水不能及时纠正。②补液中应密切观察患儿前囟、皮肤弹性、眼窝凹陷情况及尿量，若补液合理，3～4小时应排尿，表明血容量恢复。若24小时患儿皮肤弹性及眼窝凹陷恢复，说明脱水已纠正。若尿量多而脱水未纠正表明输入的液体中葡萄糖液比例过高；若输液后出现眼睑水肿，说明电解质溶液比例过高。③及时观察静脉输液是否通畅，局部有无渗液、红肿。④准确记录第一次排尿时间、24小时出入量，根据患儿基本情况，调整液体入量及速度。

4.皮肤护理

选用清洁、柔软的尿布，避免使用塑料布包裹，注意及时更换，每次便后用温水清洗臀部，蘸干、涂油，保持会阴部及肛周皮肤干燥，预防臀红。发生红者，可酌情按臀红程度采用暴露或灯泡照射、理疗等促使创面干燥愈合。

5.观察病情

（1）补液后密切观察患儿的精神、肌张力及腱反射等变化，注意有无低钾血症或低钙血症的表现：遵医嘱及时采血做电解质分析。根据医嘱及时补充钾、钙、镁等电解质。输液后有尿时即可开始静脉补钾，氯化钾的浓度不超过0.3%，滴速不宜过快，严禁静脉推注，以免引起心搏骤停。若补液中出现抽搐，可静脉缓慢注射钙剂，时间不得少于10分钟。

（2）密切观察酸中毒的症状和体征，遵医嘱采集动脉血做血气分析，或补充碱性溶液。

6.对症处理

（1）眼部护理：重度脱水患儿泪液减少，结膜、角膜干，且眼睑不能闭合角膜暴露容易受伤引起感染。可用生理盐水浸润角膜，涂眼药膏，眼罩覆盖。

（2）发热的护理：监测体温变化，体温过高应给予物理或药物降温，应及时擦干汗液，更换潮湿衣被，多饮水，做好口腔及皮肤护理。

（3）腹痛护理：可轻轻按摩患儿腹部做好腹部保暖或热敷，转移患儿注意力，严重者可遵医嘱应用解痉、镇痛药物。

7.健康指导

（1）根据家长的文化程度及理解能力介绍婴儿腹泻的病因、转归和护理要点。

在补液、饮食、用药、护理等方面应耐心宣教，促进患儿病情恢复。

（2）指导家长注意患儿的臀部清洁，以免粪便刺激皮肤造成臀红等。指导观察患儿病情变化的方法，如注意患儿尿量、眼窝及前囟的凹陷、皮肤弹性等变化，以便与医护人员配合。

（3）指导不住院患儿的家长做好家庭护理，介绍预防患儿脱水的方法，指导口服补液盐的配制、喂养方法和注意事项。

（4）嘱咐家长在患儿出院后要注意饮食卫生、合理喂养，气候变化时要注意小儿保暖。切忌随便给小儿服用抗菌药物，以免造成肠道菌群失调而引起肠炎迁延不愈。

（5）在服用微生态制剂时，应指导家长注意避开抗生素使用时间，因为抗生素不但可杀死病原微生物，也可杀死正常肠道菌及微生态制剂的活菌成分，使制剂失去作用。一般抗生素半衰期平均为1～2小时（头孢曲松为8～12小时），因此，应用微生态制剂时，应与抗生素间隔至少2小时。

（6）讲解消化道黏膜保护剂的作用及注意事项，消化道黏膜保护剂思密达经临床验证具有良好的治疗腹泻作用，但应告诉家长在服用时不能和其他药物同时服用，以防其他药物被吸附，从而起不到治疗作用，应在两餐中间的时间点空腹服用，可更好地吸附在胃肠黏膜上发挥作用。

## 第七节　化脓性脑膜炎

化脓性脑膜炎是由各种化脓性的细菌感染引起的脑膜炎症，是小儿常见的感染性疾病之一。临床表现以发热、呕吐、头痛、烦躁、嗜睡、惊厥、脑膜刺激征及脑脊液改变为主要特征。

【病因及发病机制】

化脓性脑膜炎常见的致病菌有脑膜炎奈瑟菌、流感嗜血杆菌、大肠埃希菌、肺炎链球菌、葡萄球菌等，其中脑膜炎奈瑟菌、流感嗜血杆菌最为多见。在细菌毒素和多种炎症相关细胞因子作用下，形成软脑膜、蛛网膜和表层脑组织为主的炎症反应，表现为广泛性血管充血、大量的中性粒细胞浸润和纤维蛋白渗出，伴有弥散性血管源性和细胞毒性脑水肿。并可发生脑室膜炎，导致硬脑膜下积液和（或）积脓、脑积水。

【临床表现】

化脓性脑膜炎在小儿任何年龄均可发病。90%以上的病例在生后1个月～5岁之间发生。一年四季均有发生。冬春季节感染脑膜炎患儿，其病原菌以肺炎链球菌多见，春秋季常见的有脑膜炎奈瑟菌、B型流感嗜血杆菌为主。其常见入侵途径有上呼吸道感染、胃肠道感染、皮肤、黏膜及新生儿脐部感染，少数由其邻近组织感染，如中耳炎乳突炎等，直接到脑膜。化脓性脑膜炎可分为两种：

1.暴发型　患儿起病急，发热、头痛、呕吐、烦躁、抽搐等，脑膜刺激征阳性。皮肤迅速出现出血点或瘀斑，意识障碍、血压下降和弥散性血管内凝血，进行性休克的症状，治疗若不及时24小时内死亡。常见病原菌为脑膜炎奈瑟菌。

2.亚急型　发病前数日可有上呼吸道或胃肠道感染的症状，年长儿可诉头痛、肌肉酸痛，婴幼儿则表现发热、呕吐、烦躁、易激惹、精神萎靡、目光凝视、惊厥、昏迷。病原菌常见于流感嗜血杆菌或肺炎链球菌。

新生儿化脓性脑膜炎，缺乏典型的症状和体征。起病时表现与新生儿败血症相似，有发热或体温波动、面色青灰、拒乳、凝视、哭声调高而尖，心率慢，青紫、惊厥。神经系统表现为嗜睡、前囟紧张膨隆，但脑膜刺激征不明显。病原菌以大肠埃希菌葡萄球菌多见，所以新生儿患败血症时应警惕化脓性脑膜炎的发生。查体可见，颅内压增高、头痛、呕吐，婴幼儿可有前囟饱满、颅缝增宽、双侧瞳孔反射不对称甚至出现脑疝。脑膜刺激征阳性，20%～30%可出现部分或全身惊厥。

3.并发症

（1）硬脑膜下积液：颅骨透照试验阳性＋诊断性穿刺可明确诊断。

（2）脑积水：化脓性脑膜炎，因脑脊液循环发生粘连阻塞，引起脑积水。

（3）脑室管膜炎：多见于革兰阴性杆菌感染，病程初期未及时治疗的婴儿脑膜炎患者。治疗中发热不退，惊厥频繁前囟饱满，CT检查可见脑室稍扩大，脑室穿刺检查：脑脊液白细胞＞$50\times10^6$/L，糖含量＜1.6mmol/L，或蛋白质＞400mg/L。

【辅助检查】

1.脑脊液

（1）压力↑，外观浑浊或呈脓性，白细胞数明显↑（＞$1000\times10^6$/L，中性粒细胞为主）：蛋白↑，糖↓，氯化物↓。

（2）涂片革兰染色找菌（阳性率70%～90%）。

（3）脑脊液细菌培养加药敏。

（4）脑脊液检测细菌抗原。

2.血象白细胞总数明显增高，可高达（20～40）$\times10^9$/L：分类以中性粒细胞增加为主，占80%以上。严重感染时，白细胞可不增高。

3.其他血培养、皮肤瘀斑、涂片找菌阳性及头颅CT等。

【治疗原则】

抗生素进行病原学治疗，早期用药、联合用药、坚持用药、对症处理、治疗并发症及支持疗法。疗程：静脉滴注抗生素10～14天。金黄色葡萄球菌和革兰阴性杆菌脑膜炎应在21天以上，若有并发症，还应适当延长。

（五）护理措施

1.一般护理及饮食管理

（1）保持病室的温度在18～22℃，湿度50%～60%；

（2）鼓励患儿多饮水，体温＞38.5℃时，应在30分钟内使体温降至正常水平。降温的方法可用物理降温（头枕冰袋、酒精擦浴、温水浴），药物降温（阿苯、百服宁、泰诺、阿司匹林等）每4小时测体温一次，并记录。降温后30分钟测体温一次并用降温曲线标明。遵医嘱定时给予抗生素。协助或给予口腔护理，每日2～3次。给予高蛋白、高热量、高维生素饮食，不能进食者，给子鼻饲。准确记录24小时出入量。

2.观察病情对症处理

观察皮肤弹性、黏膜湿润的程度。15～30分钟巡视病房1次，每4小时测T、P、R、BP并记录，发现问题及时通知医生并做好抢救准备工作。评估窒息危险发生的程度，严密观察患儿生命体征、神志、瞳孔的变化，如有异常（脉减慢、呼吸节律不规则、瞳孔不等大等圆、对光反射减弱或消失）遵医嘱给予镇静（氯丙嗪、异丙嗪1 mg/kg肌内注射）、脱水药（20%甘露醇每次1～2 g/kg，30分钟内推入静脉），嘱侧卧位或头偏向一侧。备好吸痰用物。

3.防止并发症

评估皮肤情况及可能受损的程度。保持皮肤（尤其注意臀部）清洁、干燥，大小便不能控制者应及时更换并冲洗肛周。及时更换潮湿的衣服，先穿患侧，再穿健侧，脱衣服时，应先脱健侧，再脱患侧。保持肢体在功能位上，防止足下垂的发生。每1～2小时翻身1次，并用30%酒精按摩骨隆突处。翻身时避免拖、拉、拽等动作防止擦伤。减少探视的人员及探视次数，绝对卧床休息，治疗及护理工作应相对集中，减少不必要的干扰。

## 第八节　急性感染性多发性神经根神经炎

急性感染性多发性神经根神经炎又称吉兰–巴雷综合征，旧称格林–巴利综合征。本病以夏秋季为高发季节，农村多于城市，常见10岁以内小儿。临床可见以急性、对称性、弛缓性肢体瘫痪，伴有周围性感觉障碍为主要特征。病程自限，大多数在数周内恢复。严重者急性起病死于呼吸衰竭。

【病因及发病机制】

急性感染性多发性神经根神经炎，病因及发病机制并不明确。发病机制仍在研究之中。可能与病毒感染等前驱症状所诱发的脱髓鞘病变，并涉及细胞和体液免疫功能紊乱。65%以上患病前有病毒感染史。此外，受凉、疲劳也是本病的诱发因素。其病变主要发生在脊神经根，近、远端神经均可受累，以近端神经根及神经较重，脑神经也可受累。

【临床表现】

1.前驱感染　一年四季均可发病，7～9月为高峰。起病前1～6周，为非特异性病毒感染，有数天的上呼吸道感染或轻度肠道感染病史。部分患儿有受凉或劳累诱发因素。

2.起病初期，先有肌肉不适或疼痛，常出现下肢肢体无力、麻木、疼痛，尤其在大腿前后侧，疼痛感觉尤为明显，可伴有发热，2周内达到高峰。

3.运动障碍　自肢体远端开始，首先表现为行走无力，易摔倒，肌肉无力呈对称性的，2～3天内，发展到上肢、腰背、躯干，患儿不能坐起和翻身，手足下垂，肢体瘫痪等，随着病情的逐渐发展，肢体近端也呈弛缓性瘫痪。

4.脑神经障碍　表现为不能抬头，吞咽困难、进食时有呛咳，患侧眼裂增大，鼻唇沟变浅或消失，口角向健侧歪斜。

5.呼吸障碍　呼吸肌麻痹后，可使呼吸浅表、咳嗽无力、声音微弱、呼吸困难。单纯的肋间肌麻痹，吸气时胸廓下陷，上腹隆起。如单纯肌麻痹，则吸气时上腹部下陷呈现出矛盾样呼吸。

6.自主神经障碍　自主神经受累时，表现可有视物不清、多汗、面色潮红、腹痛直立性低血压、心律不齐，甚至发生心搏骤停。

7.感觉障碍　年长儿可诉手足麻木、疼痛，早期可出现手套或袜套状感觉减退。

【辅助检查】

1.血液　中性粒细胞增高，血清免疫球蛋白IgM、IgA、IgG均有增高。IgM增高最为显著。肌酸激酶可轻度升高。

2.脑脊液检查　80%～90%患儿脑脊液蛋白含量逐渐增高，2～3周可达正常时的2倍。4周后逐渐下降。细胞数正常，蛋白细胞分离现象为本病的特征，糖含量正常，细菌培养阴性。

3.神经传导功能测定　运动及感觉神经传导速度显著减慢，10岁以上的患儿神经速度更慢，神经传导速度的减慢往往与其外周神经髓鞘抗体升高一致，肌电图显示急性肌肉失神表现，混合肌肉动作电位幅度减低有纤颤电位。

【治疗原则】

生命支持、对症处理、呼吸肌麻痹抢救。药物治疗、血浆置换和静脉滴注大剂量免疫球蛋白能明显地缩短病程，改善预后。

【护理措施】

1.呼吸功能维持

评估清理呼吸道无效的程度。保持室内空气新鲜、温湿适宜，温度20～22℃，湿度55%～60%，每2～4小时观察患儿的神志、面色、呼吸、心律、心率、血压及胸廓起伏的深度，了解患儿呼吸肌及膈肌麻痹的情况。保持呼吸道通畅，鼓励患儿咳嗽、有咳嗽动作时应双手挤压膈肌，协助排痰。及时清理口鼻腔分泌物。每日口腔护理2～3次。呼吸困难者应给予低流量氧气吸入。患儿自主呼吸不能提供足够的氧气量时，可遵医嘱给予机械人工呼吸。烦躁者可遵医嘱给予镇静药。每1～2小时监测呼吸机的各项指标，观察患儿生命体征，每1～2小时翻身、拍背一次，促进痰液排出，防止发生坠积性肺炎。

2.皮肤的护理

评估皮肤受压的程度。保持床单的干净、整洁、无渣屑。衣服无皱褶，可将衣服反穿于身上，便于进行操作。骨隆突处给予棉垫或气垫圈保护，也可用30%～50%红花酒精定时按摩，定时翻身，减轻局部皮肤压力，防止压疮发生。每日用温水擦浴一次，并做全身按摩。每日评估皮肤的完整程度。

3.营养维持

评估患儿的营养状况。监测患儿的营养摄入情况。每周测体重一次。给予高蛋白质、高热量、高维生素、易消化的饮食，少量多餐，根据患儿的嘴咀嚼吞咽能力，给予流食或半流食，并添加患儿喜爱的食品，促进食欲。不能进食者，遵医嘱留置胃管。必要时，静脉给予高营养支持疗法。

4.预防感染

保持病室空气新鲜、温湿度适宜，病室每日空气消毒2次，缩短探视的时间与次数。严格执行无菌操作技术。与感染的患者分室居住，尽量避免接触。根据天气变化增减衣服，防止受凉。

5.运动障碍的护理

评估躯体障碍的损伤程度。急性期保持瘫痪肢体功能位置，肢体做被动锻炼；恢复期进行肢体的被动或主动功能锻炼，如吹气球、手握笔、持物、抬腿等，恢复肢体活动功能。肢体功能锻炼时，要循序渐进，防止意外发生。协助生活护理，完成日常生活能力。

6.对症护理

评估体温的变化程度。每4小时测体温一次。保持体温在36～37.4℃。体温增高时可给予物理降温或药物降温。遵医嘱给予抗生素。

# 参考文献


［1］刘旺菊，宋雪娴.个体化呼吸康复锻炼指导在慢性阻塞性肺疾病患者中的应用效果［J］.中国当代医药，2018，25（35）：200－202.

［2］陈海珠，莫惠彬，苏莉.自我健康护理干预在慢性阻塞性肺疾病患者中的应用［J］.齐鲁护理杂志，2018，24（17）：124－125.

［3］齐英娜.早期分阶段肺康复锻炼在急性呼吸窘迫综合征患者中的应用效果［J］.医疗装备，2020，33（8）：154－155.

［4］方娅，黄春叶.对接受有创机械通气的患者进行肺康复训练指导的效果分析［J］.当代医药论丛，2019，17（24）：247－248.

［5］余超.肺康复训练对慢性阻塞性肺疾病急性加重期行有创机械通气患者的治疗效果［J］.临床医学研究与实践，2020，5（20）：34－37.

［6］郭娟，吴荣珍.以临床实践能力为导向的新入职护士规范化培训模式的应用效果［J］.中国社区医师，2022，38（17）：166－168.

［7］苏向单，陈勤.国内外规范化护士培训实施现状与评价［J］.现代临床护理，2019，18（12）：65－72.

［8］李迎霞，孙国超，王静丹，等.DOPS在实习护生技能考核中的应用［J］.继续医学教育，2017（10）：22－24.

［9］陈燕，葛炜，吴珊珊，等.WPBA护理临床实习评价模式的初步构建［J］.护理学杂志，2016，31（6）：72－75.

［10］薛平，王香莉，张才慧，等.新入职护士核心能力指标体系的构建［J］.护理研究，2018，32（13）：2062－2065.

［11］谢凌，耿力，罗健，等.临床操作技能评估在新入职护士临床考核中的应用［J］.中华护理教育，2019，16（10）：750－753.

［12］兰月，刘广慧，冯殿鹏.综合康复护理干预方案对脑卒中后遗症期偏瘫患者肢体

功能康复的影响[J].中国伤残医学，2021，29(16)：47-48.

[13] 薛新琴.脑梗死患者护理中偏瘫肢体康复训练的应用及对生活质量的影响分析——评《神经内科临床护理》[J].中国临床药理学与治疗学，2021，26(8)：封2.

[14] 王宾艳，孙雯.护理风险预警监控预防脑卒中偏瘫患者下肢深静脉血栓的效果[J].国际护理学杂志，2022，41(1)：166-169.

[15] 韩璐璐.基于依从性曲线变化规律的阶段性护理干预在脑梗死偏瘫患者康复训练中的应用[J].中国实用护理杂志，2020，36(18)：1377-1382.